楽しく長生きするための
歯周病攻略読本
── むし歯より恐い無痛疾患 ──

櫻井善忠 監修　青木栄夫 著

目次

歯周病の自己診断   3

第1章 歯周病とはこんな病気   5
  歯と、歯を支える歯周組織の仕組み   6
  歯周病とはこんな病気です   7
  歯周病はこのように進行します   8
  口臭について   10
  歯周病の細菌毒素は全身に運ばれます   12

第2章 歯周病の原因   13
  歯周病の原因はプラーク（歯垢）です   14
  プラークは口の中でどんどん繁殖します   15
  プラークはうがいでは落ちません   16
  歯石は歯ブラシでは取れません   17
  プラークや歯石のつきやすい環境   18
  歯周病を悪化させる要因 ①   19
  歯周病を悪化させる要因 ②   20

第3章 歯周病の予防   21
  歯周病の予防について   22
  効果的なブラッシングについて   24
  食生活にも気をつけましょう   34
  歯科医院で定期的に検診を受けましょう   36

第4章 歯周病の治療   37
  プラークコントロールが治療の基本です   38
  手術方法の改良も進んでいます   39
  早期発見、早期治療に努めましょう   40
  歯周病はここまで治ります   42

あとがき   47

歯周病の自己診断

あなたの歯肉は健康ですか？
下のチェックリストで自己診断してみましょう。

☐ 歯肉がピンク色で、ひきしまっている。	0点
☐ 歯肉が、場所によって紫色や赤色になっている。	5点
☐ 歯肉がむずがゆく、歯が浮く感じがする。	5点
☐ リンゴなどをかじると血が出る。	5点
☐ 口臭がある。	10点
☐ 朝起きた時、口の中がネバネバする。	10点
☐ むし歯がないのに、冷たい水でうがいをするとしみる。	10点
☐ 歯と歯の間にすき間ができ、食べ物が入りやすい。	10点
☐ 歯肉がはれて、時々痛む。	15点
☐ 何もしないのに、歯肉から血が出ることがある。	15点
☐ 歯が動いていて、ものがかめない。	15点
合計	点／100点

診断結果は次のページをご覧ください ⇨

診断結果

0点	あなたの歯肉は現在、健康です。これからも歯周病の予防を心がけましょう。
5～25点	あなたの歯肉は危険信号です。歯科医院で検診を受けましょう。
30～45点	あなたは、歯肉炎または歯周炎の疑いがあります。歯科医院で検診と治療を受けましょう。
50点以上	あなたは、歯周病がかなり進行しています！すぐに歯科医院で治療を受けないと、歯を全部なくすことになります。

鏡で口の中をチェックする習慣をつけましょう

　鏡は毎日のように見ていても、そのたびに口を開けて中の様子までよく見る、という方は少ないのではないでしょうか。

　鏡で口の中をチェックすることはとても大切です。自分の目で歯肉や歯を観察する習慣を身につけることが、口の中の病気の予防や早期発見につながります。

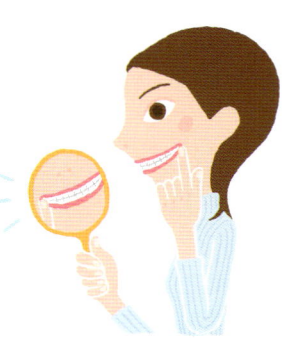

第1章　歯周病とはこんな病気

歯と、歯を支える歯周組織の仕組み

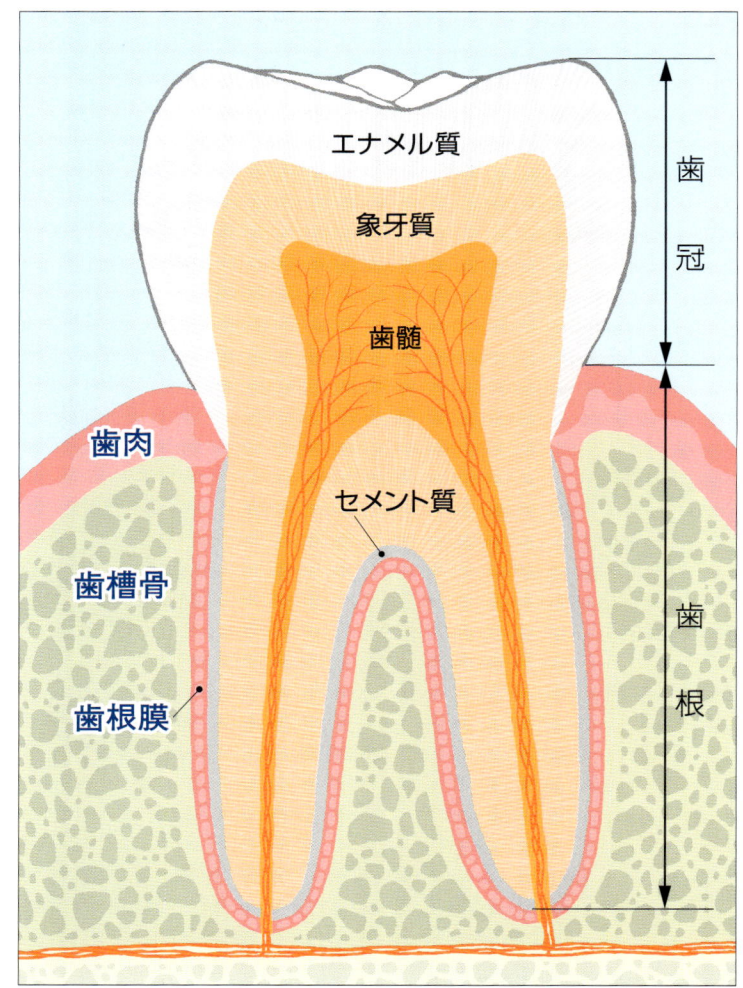

歯の、歯肉（歯ぐき）から出た部分を**歯冠**、歯肉に覆われた部分を**歯根**とよびます。

歯の組織

エナメル質
象牙質
歯髄（神経・血管）
セメント質

歯を支える歯周組織

歯肉：歯の根の部分を支えている骨（歯槽骨）を覆っている肉。健康な歯肉はピンク色。

歯槽骨：歯を支えている顎の骨。

歯根膜：歯根と顎の骨との間にある弾力のある繊維の集まりで、硬いものをかんでも強いショックが顎に伝わらないようにクッションの役目をしている。

歯周病とはこんな病気です

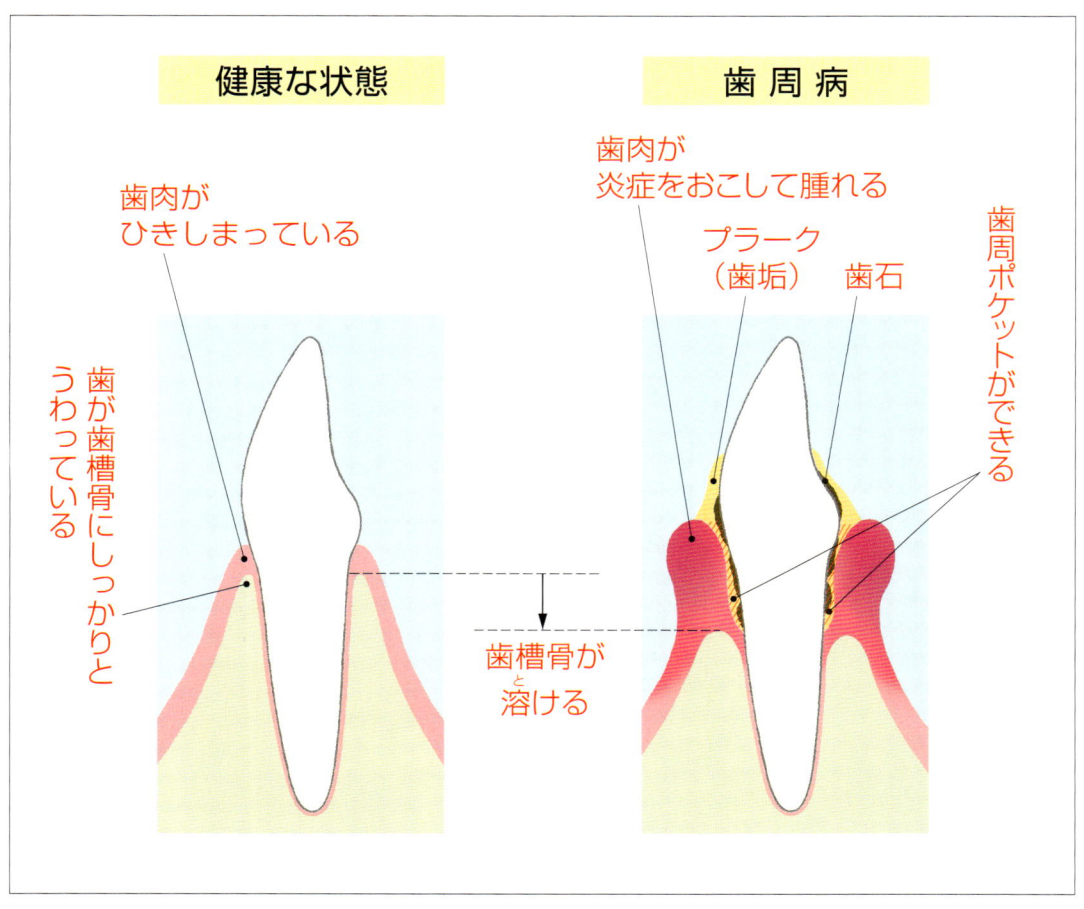

歯周病とは、細菌によって歯周組織が破壊される病気の総称です

　口の中を不潔にしておくと、歯の表面にネバネバしたものが付着します。これは細菌などのかたまりで、**プラーク（歯垢）** と呼ばれます。

　プラークの中の細菌は、歯と歯肉のすきまに入り込みそこに**歯周ポケット**を作ります。歯周ポケットの中の細菌は、食べかすなどによって繁殖し、歯肉に炎症を起こします。これが**歯肉炎**と呼ばれる病気です。

　歯肉炎を放っておくと、歯周ポケットはますます深くなり、細菌から生ずる毒素や酵素が歯槽骨を溶かすようになります。これが**歯周炎**です。

　歯肉炎や歯周炎のように、歯の周りの組織が細菌によって破壊される病気を、総称して**歯周病**といいます。

歯周病はこのように進行します

健康な状態

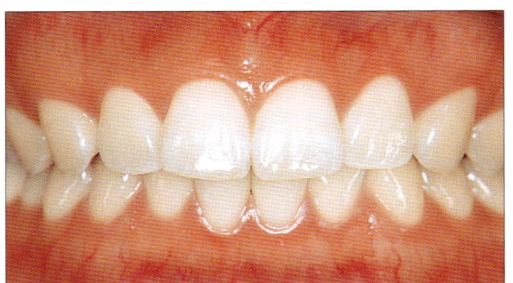

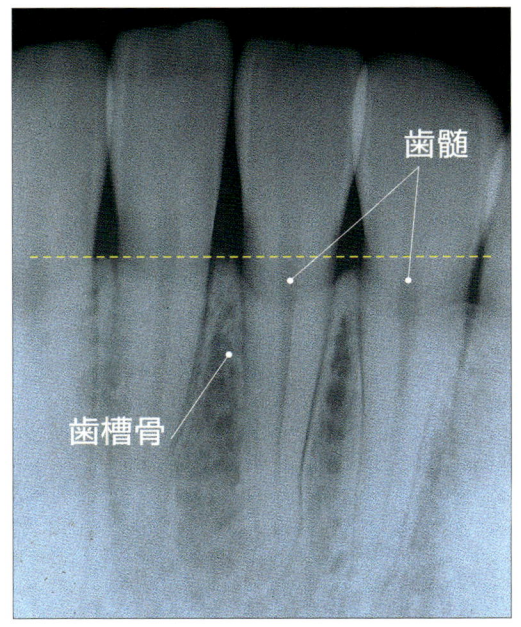

- 歯肉はピンク色でひきしまっています。
- 歯を支える歯槽骨は健康な歯肉に覆われています。
- 歯槽骨の中に、歯の根がしっかりうわっています。

歯肉炎（治療可能）

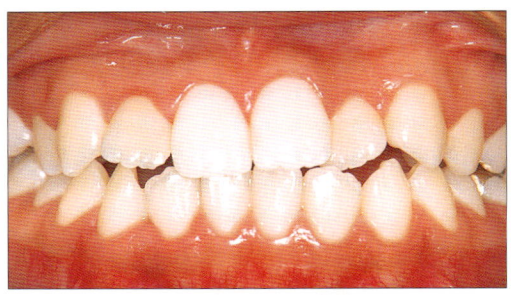

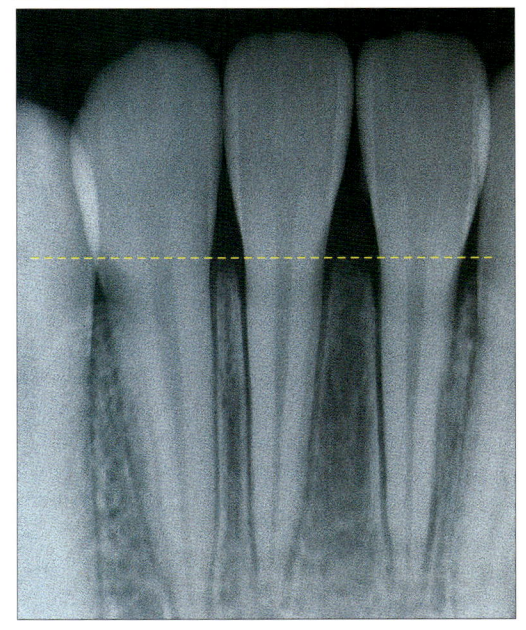

- 歯石やプラーク（歯垢）が原因で歯肉に炎症が起こります。
- 歯肉の縁が赤みを帯びて、少し腫れてきます。
- 歯を磨くと血が出ることがあります。
- レントゲン（X線）写真では、健康な状態とほとんど変わりません。

歯周病はこのように進行します

歯周炎（治療可能）	歯周炎（抜歯）
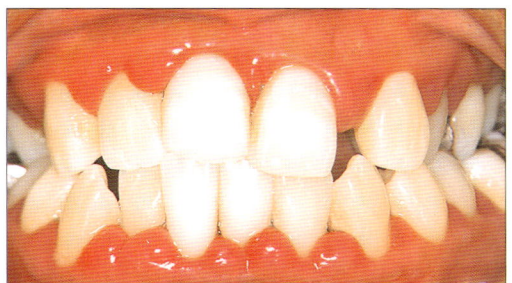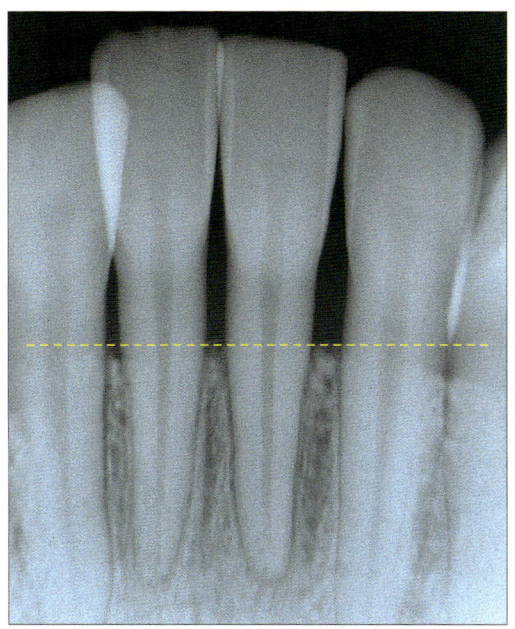	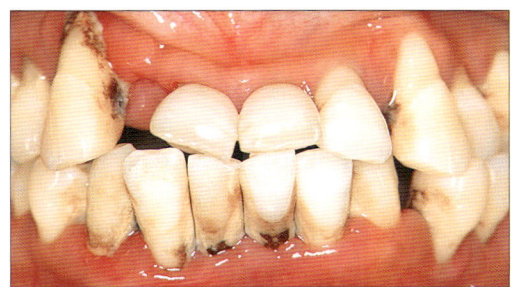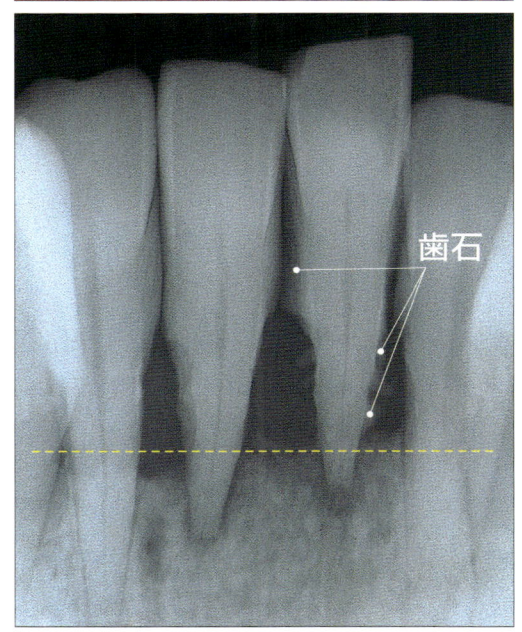

- 炎症が進み、歯肉の尖端が歯から離れて歯周ポケットができます。
- 歯槽骨が次第に溶けてきます。
- 歯肉がブヨブヨにはれて、血が出やすく暗紫色になります。
- 歯が少しグラつき、食べ物がはさまりやすくなります。
- 口臭がひどくなります。
- 水などがしみてきます。

- 歯周ポケットから膿がでます。
- 歯肉が腫れて痛くなり、歯槽骨は溶けてほとんどなくなります。
- 歯のグラグラがひどく、食べ物がかめなくなります。
- 歯石が歯根の先まで付着してきます。
- このような状態になってしまうと抜歯せざるを得ません。

口臭について

口臭の原因は、ほとんどが歯周病です

　歯の表面や歯周ポケットからプラークを取り除き、口の中に住みついている細菌を少なくすれば、歯肉の炎症は消え口臭もなくなります。

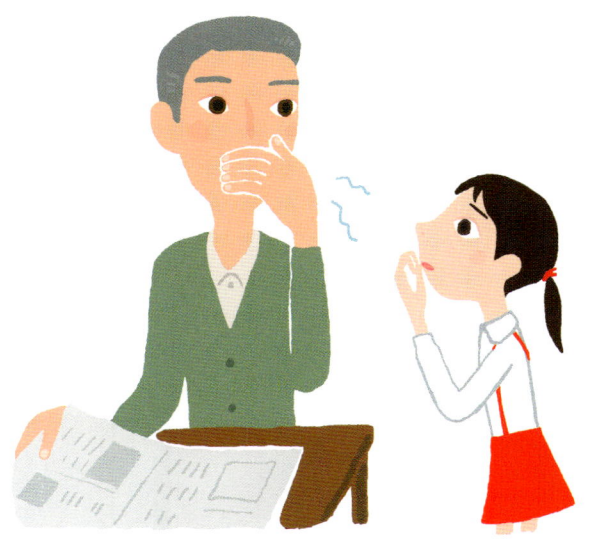

舌の上の汚れも、口臭の原因になります

　舌の上につく白い苔のような汚れを、舌苔といいます。舌苔の成分は、歯周病の原因となるプラーク（歯垢）とほとんど同じです。沢山ついていると口臭の原因となりますから、たまには舌の上も掃除をしましょう。

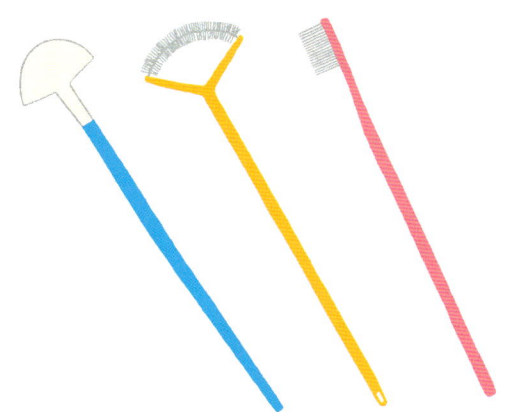

むし歯、入れ歯にも気をつけましょう

　むし歯があるからといって口臭が強くなることはほとんどありません。しかし、むし歯の数が多いということは、口の中が不潔で歯周病にもなりやすい環境であることを意味します。

　また、入れ歯はレジンという樹脂で作られており、顕微鏡で見ると表面はざらざらで穴が沢山あいています。そのため汚れがつきやすく、まめにお掃除をしないとかなり強い臭いが出るようになります。

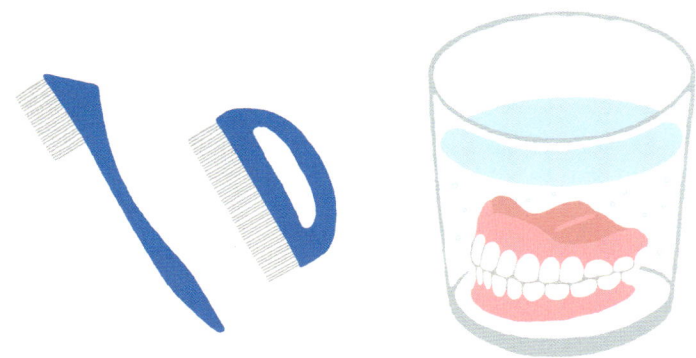

口腔内以外の場所に口臭の原因があることもあります

　口臭の大部分は、上記のように口腔内の細菌が原因となっておこりますが、たとえば、鼻、肺などに炎症があったり、重篤な肝臓疾患、尿毒症、糖尿病などの病気にかかっていたりすると、呼気として異様な臭いがします。

　また最近では、精神的な問題が原因で、他人からは口臭と感じられないのに、自分には口臭があると思いこんでいる方も増えているようです。

　いずれにしろ、歯科医師で解決されない口臭は歯科以外のお医者さんで検査を受けることをお勧めします。

歯周病の細菌毒素は全身に運ばれます

　歯や歯肉の病気は、口の中だけでなく全身と深く関わりを持っています。歯周ポケットで繁殖した細菌が出す毒素が、心臓、肝臓、肺などの離れた場所で病気を引き起こすこともあります。

　たかが口の病気と軽くあなどってはいませんか？

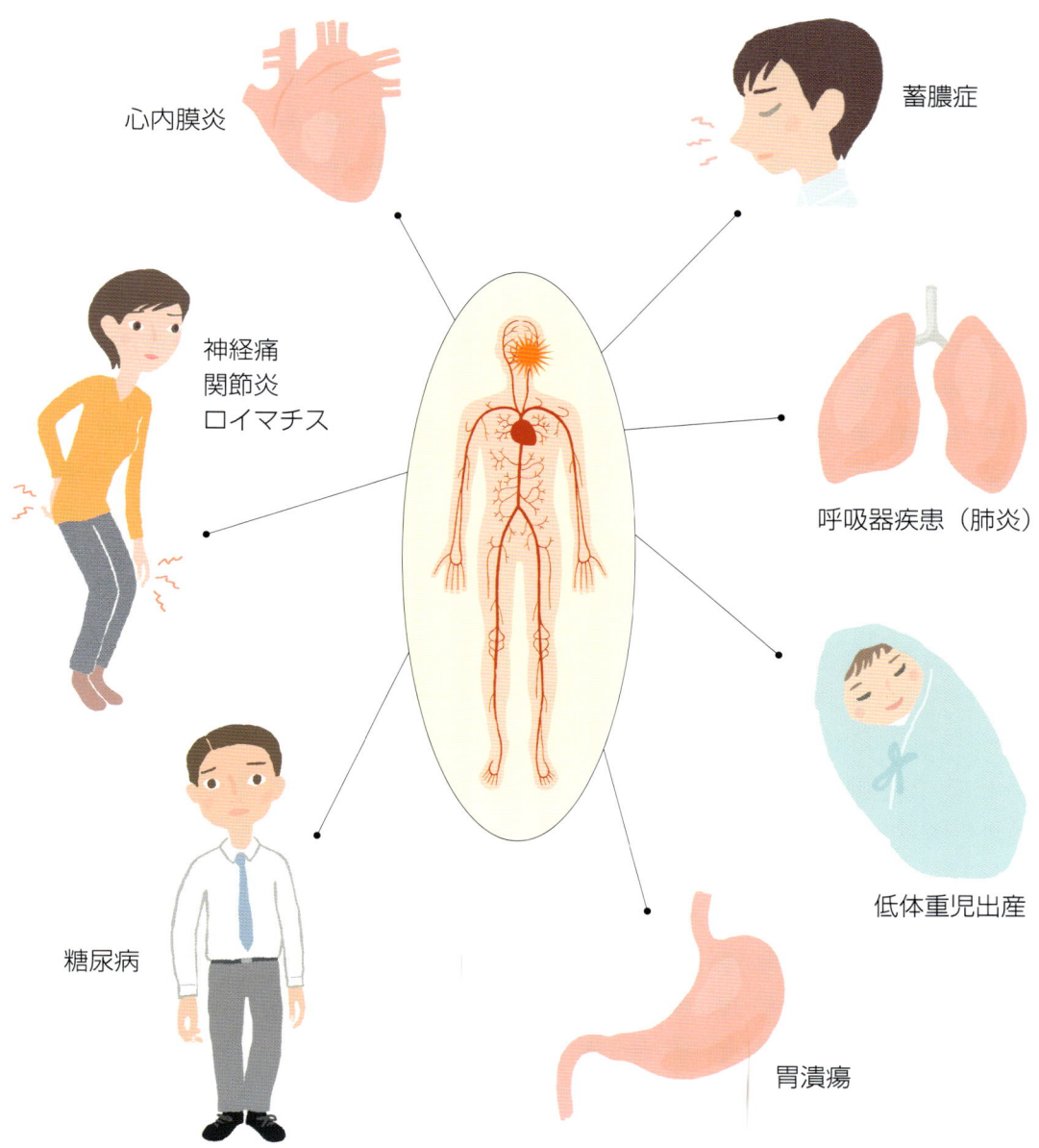

第2章　歯周病の原因

歯周病の原因はプラーク（歯垢）です

　歯の表面についているネバネバしたものをプラーク（歯垢）と呼びます。プラークは細菌のかたまりです。歯肉が赤く腫れるのは、プラークの中の細菌が出すいろいろな物質により炎症が起きるためです。炎症が起きると、血管が拡張し歯肉が腫れて出血しやすくなります。

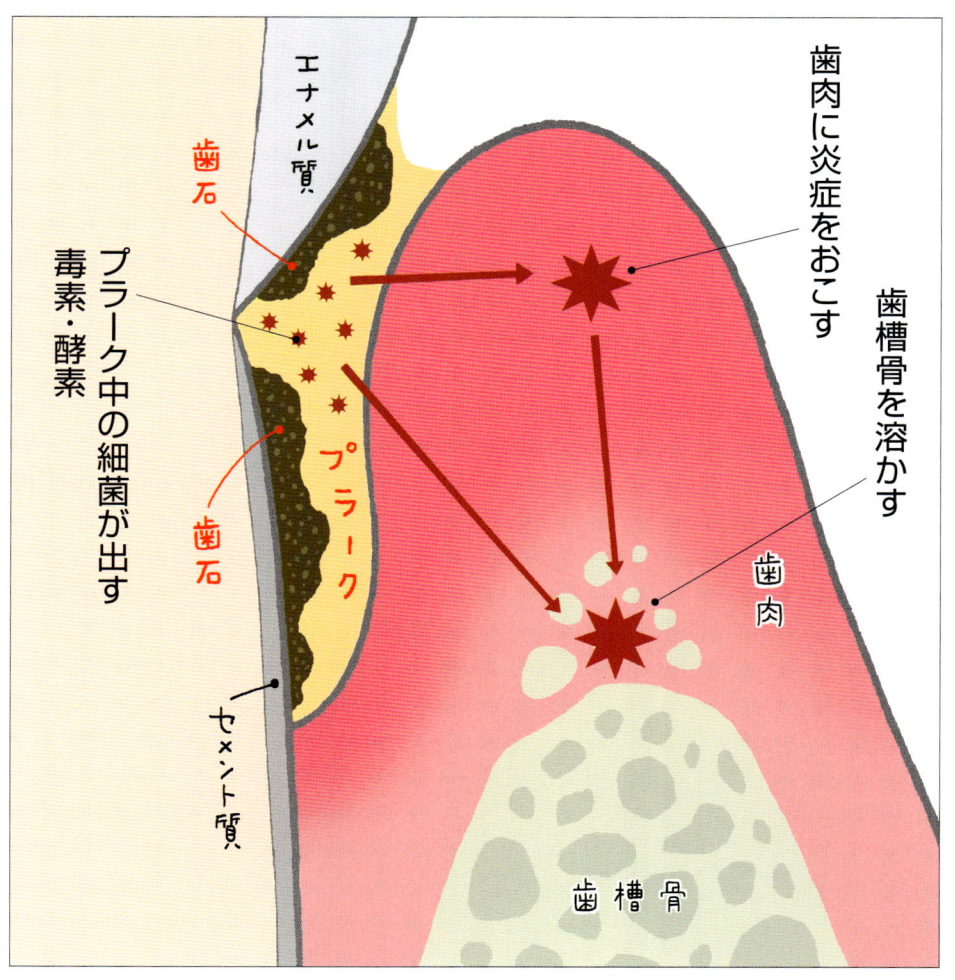

プラークは口の中でどんどん繁殖します

　口の中は、プラークが発育するのにはとても適した環境にあります。体温により適当な温度が保たれ、食べカスからは栄養が与えられ、そしてだ液からは水分（湿度）と、細菌が繁殖するには完璧な条件が揃っています。

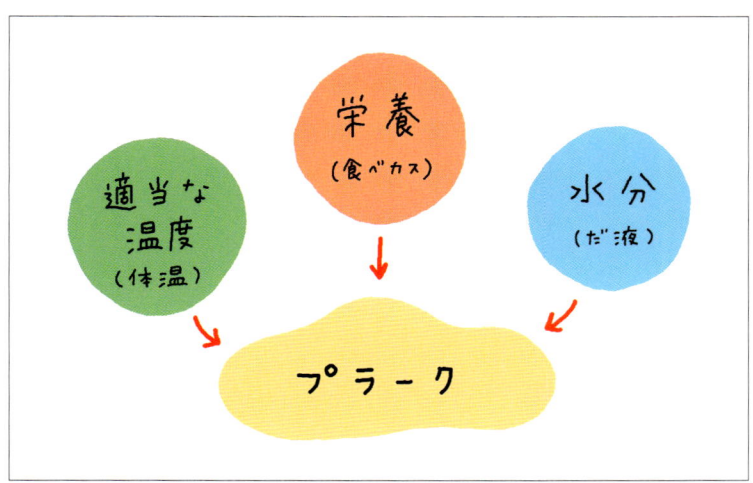

　特に寝ている間は、だ液の分泌が減って口の中の汚れが停滞するため、細菌がより繁殖しやすくなります。朝起きた時、口の中がネバネバしたり口臭が気になったりすることがあるのはそのためです。
　寝る前に、口の中の細菌を少しでも減らしておくようにしましょう。

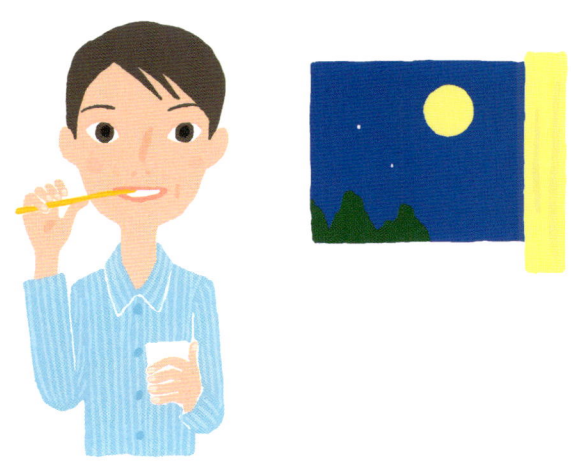

プラークはうがいでは落ちません

　歯の表面についているプラークは、いわゆる食べカスと違ってうがいをしただけで簡単に落ちるものではありません。下の写真のように一見きれいな歯も、薬品を使って染め出してみると、びっしりとプラークがついていることがわかります。

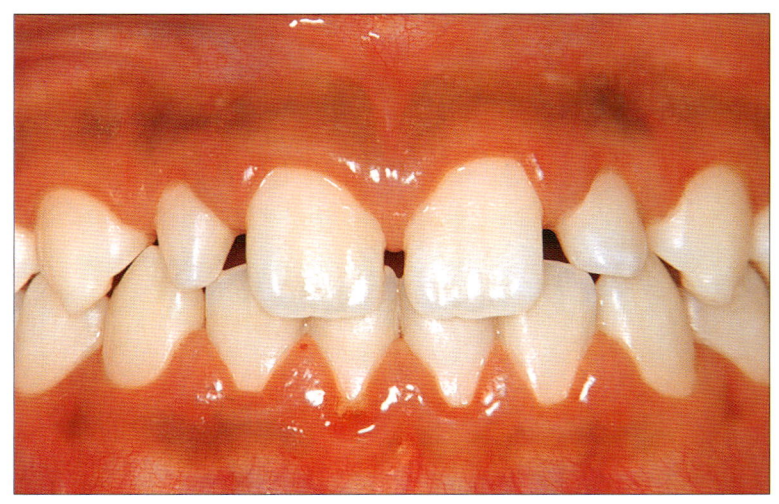

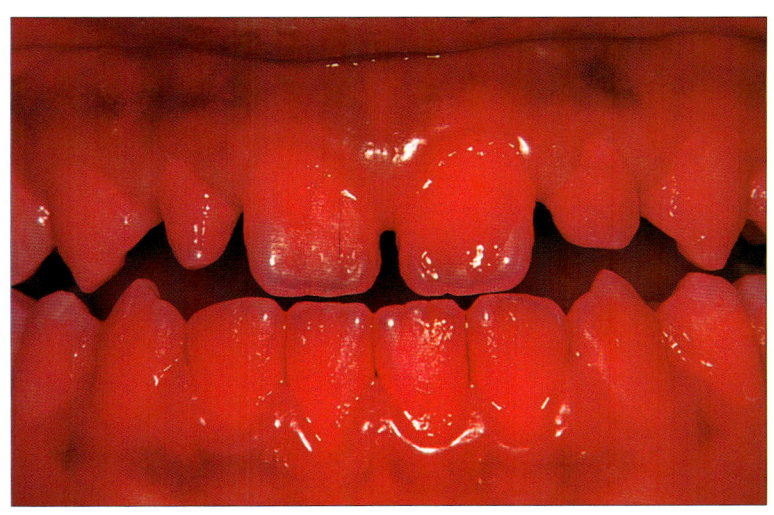

歯石は歯ブラシでは取れません

　プラークは、はじめのうちはネバネバしていますが、歯に付着させたまま放っておくと石のように固くなります。これを歯石といいます。歯石の表面はゴツゴツしていて細菌が住みやすいため、歯石があると歯にプラークがつきやすくなります。

　歯石は、歯ブラシでいくらゴシゴシこすっても取れません。必ず歯科医院で専門家（歯科医師、歯科衛生士）に取ってもらいましょう。

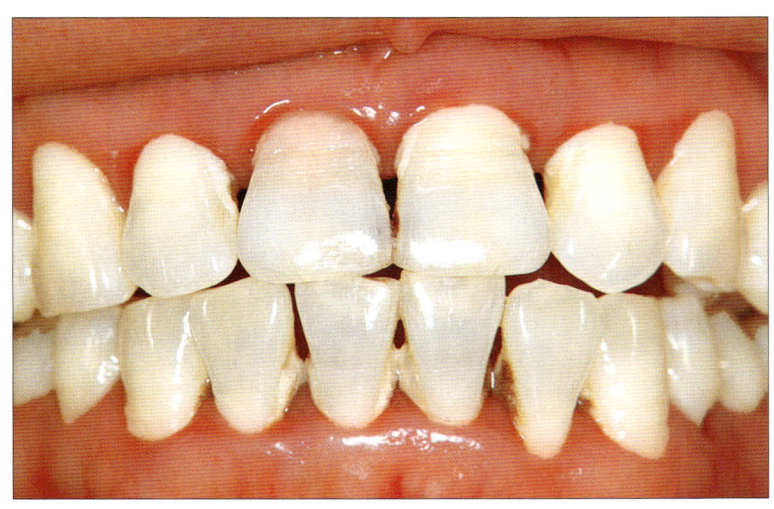

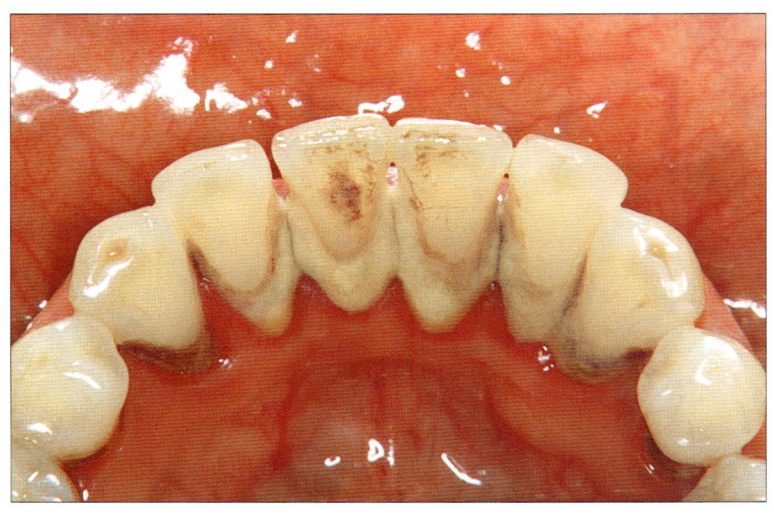

プラークや歯石のつきやすい環境

　以下のようなことがあると、プラークや歯石がつきやすく、また汚れがきれいに取れにくくなって炎症が進みます。

歯並びが悪い

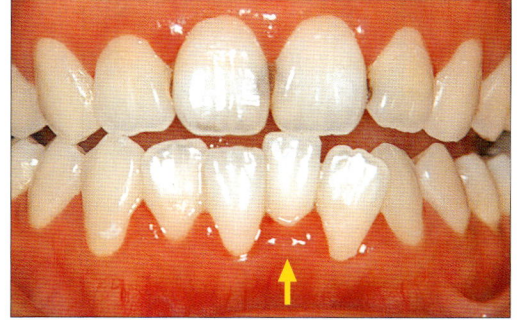

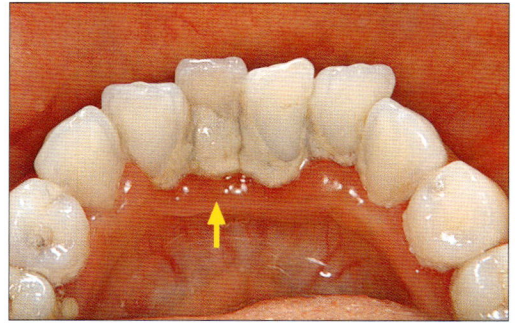

凹んでいる箇所に汚れが溜まりやすく、炎症が進んでいます。

かみ合わせる相手の歯がない

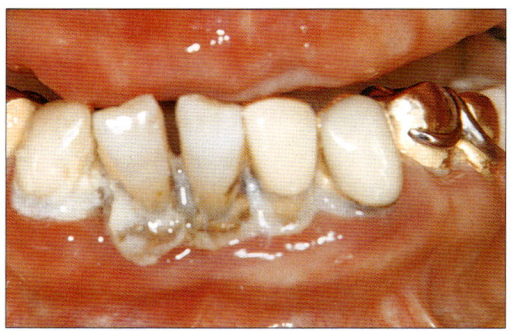

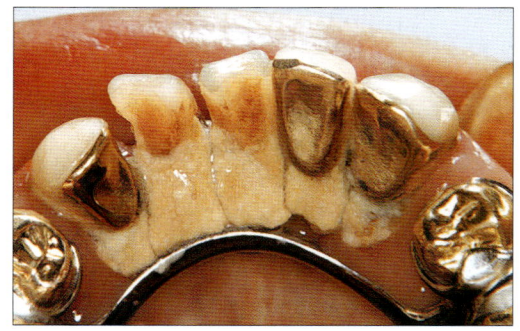

被せたものが合わなくなった

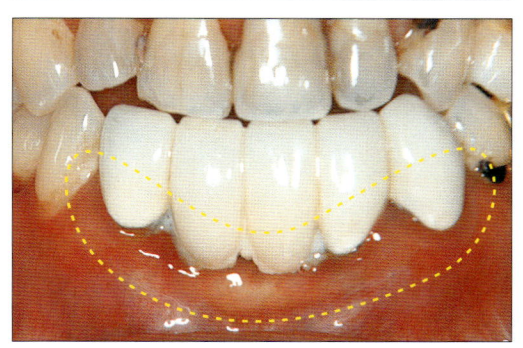

口で呼吸する癖がある

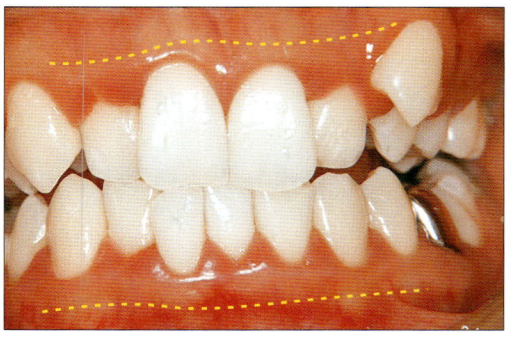

常に口を開けているため、乾燥している箇所を境に炎症が進んでいます。

歯周病を悪化させる要因 ①

　以下のようなことがあると、歯肉や骨に不当な力が加わるので、歯周病を悪化させる原因となります。

かみ合わせると歯が動く

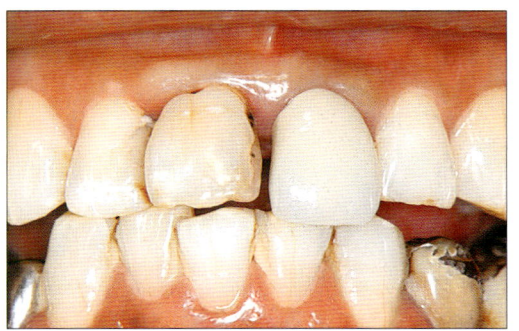

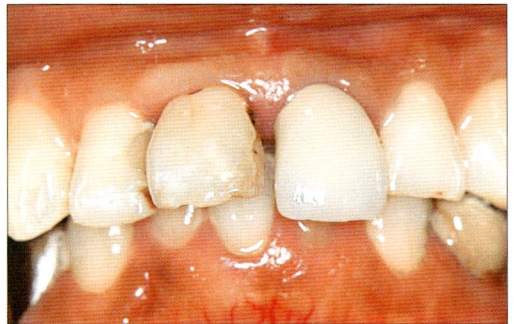

舌で前歯を押し出す癖がある

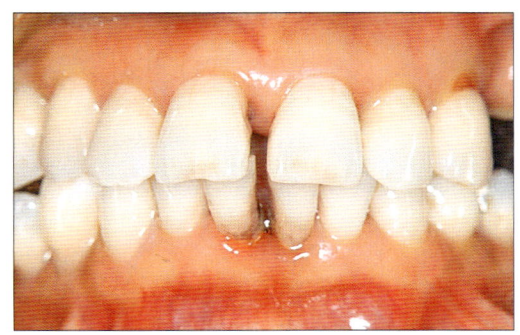

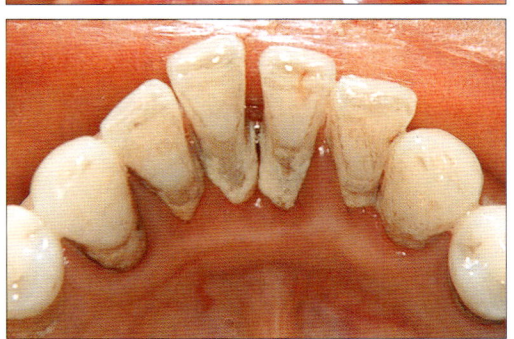

歯をかみしめる癖がある

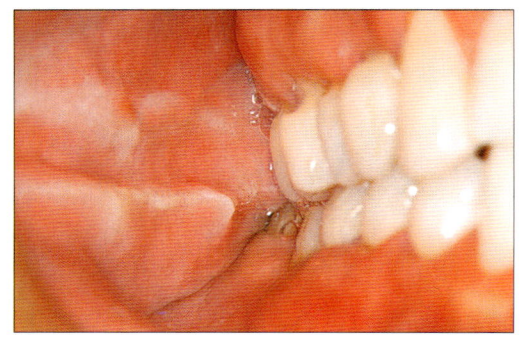

頬の内側に歯のあとが強くついています。

歯ぎしりをする

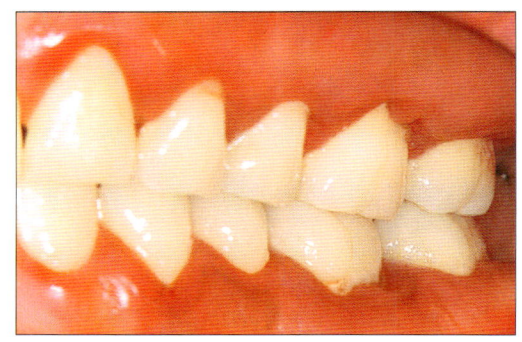

歯がすり減って平らになっています。

歯周病を悪化させる要因 ②

　重篤な糖尿病や心臓血管疾患、白血病、慢性心内膜炎、狭心症、心筋梗塞、高血圧などの全身的な病気を持っている人は、歯の周りの組織の抵抗力が弱くプラークの影響を受けやすいので、歯肉に炎症を起こしやすいことがわかっています。内服している薬などによっても歯肉の状態が悪化することがありますから、これらの病気は治療する上でも注意が必要です。

　また、ホルモンバランスの変化や、生活環境としての喫煙、過度の飲酒、ストレス、遺伝なども歯周病のリスクファクターと考えられています。

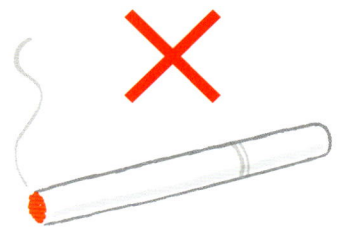

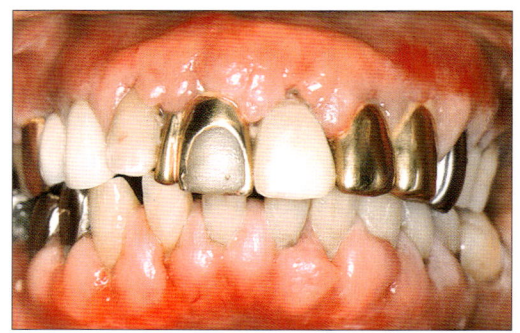

糖尿病

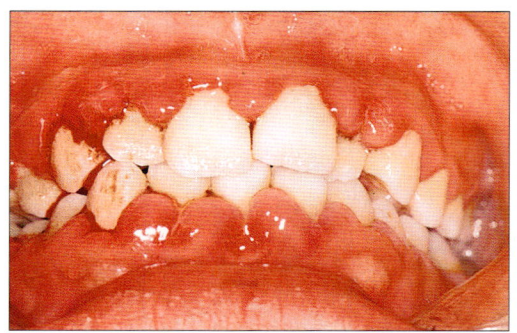

妊娠によるホルモンバランスの変化

　上記のような全身的な要因があっても、歯周病の症状は、歯に付着しているプラークを取り除くことで改善できます。病気や生活環境のせいとあきらめず、歯科医院で検診、治療を受けるようにしましょう。

第3章　歯周病の予防

歯周病の予防について

歯周病は老化現象ではなく、予防可能な病気です

　歯は年をとればなくなるもの、と思っている人はいませんか？　前の章にも書いたように、歯周病の原因は歯面に付着しているプラークであることがわかっています。原因がはっきりしていますから、予防も可能です。

　日本歯科医師会が唱えている「8020運動」をご存知でしょうか。80歳で20本の健全な歯を持とうという働きかけです。平成11年現在、80歳の平均値は8.2本ですから、20本という目標値はずいぶん高いと感じられるかもしれません。しかし、歯周病をきちんと予防すれば、この目標も充分実現可能です。

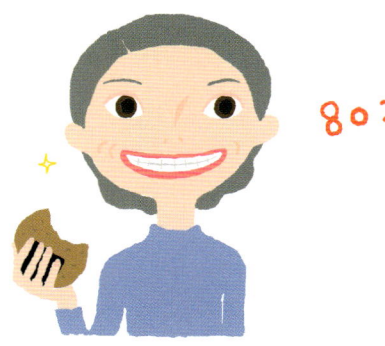

プラークの除去と歯肉へのマッサージが基本です

　予防の基本は、プラークを徹底的に取り除くことです。これが最近テレビのCMでも取り上げられているプラークコントロールです。

　しかし、プラークだけを除去しても、歯肉へのマッサージが全くされていないと歯肉の炎症が消えないことがあります。歯肉を健康な状態に保つためには、プラークの除去と歯肉へのマッサージが必要なのです。

歯周病予防の基本 ─┬─ プラークの除去
　　　　　　　　　└─ 歯肉へのマッサージ

ブラッシングや食生活に注意し、定期検診も受けましょう

　自分でできる予防としては、第一が、歯面に付着した汚れを機械的に取り除くブラッシング、プラークコントロールです。ブラッシングの上手、下手がその人の歯の一生を左右するといってもいいでしょう。

　次に、歯面に付着した汚れを取り除くのではなく、歯面に付着しないように工夫する食生活ということになります。

　しかし、この二つのことを考えながら生活していても、プラークを完璧にコントロールすることはできません。そこで、専門家による定期検診やクリーニングが必要となります。

ブラッシング　→P.24
プラークを取り除く
歯肉をマッサージする

食生活　→P.34
プラークが付着しづらいよう工夫する
歯や歯肉に刺激を加える

定期検診　→P.36
専門家による検診、クリーニングを受ける
自分の歯に合ったブラッシングを習う

効果的なブラッシングについて

1日1回は、充分時間をかけてブラッシングしましょう

　現代人でブラッシングを全くしていない人は、ほとんどいないと思います。しかし、何も意識せず惰性でブラッシングしている人の多くは、プラークを取り残しています。歯面に付着したプラークが取れていない状態では、結果的にはブラッシングをしていないことと同じになってしまいます。

　毎食後ブラッシングするのが理想的ですが、いいかげんに何回もするより、1日1回寝る前に、その日の汚れはその日に落とすつもりで充分時間をかけてする方が、より効果があります。

プラークのつきやすい場所に気をつけて1本1本丁寧に

　歯は単純な平面でできているのではなく、複雑な曲面で構成されています。しかも歯と歯の間は狭く一本一本の歯の形も違います。歯ブラシだけで歯の全周囲からプラークを取り除くことは、とても難しく時間がかかります。

　歯磨き粉の爽快感にごまかされず、プラークのつきやすい場所（歯と歯の間、歯と歯肉の境目、奥歯の溝の中）を意識して丁寧に時間をかけてブラッシングしましょう。そうすれば、口の中は見違える程きれいになります。

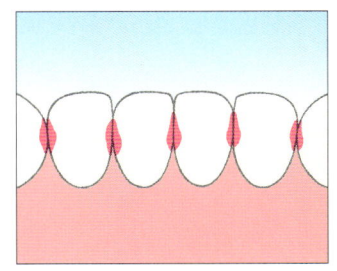
歯と歯の間

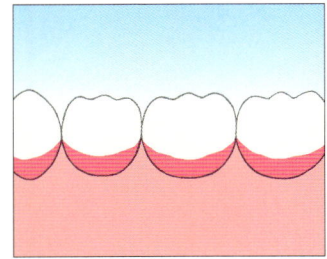
歯と歯肉の境目

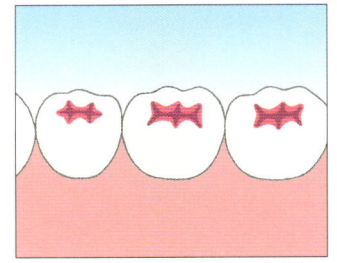
奥歯の溝の中

ブラッシング後のクチュクチュすすぎもとても大切です

　見落とされがちなことですが、落ちた汚れを完全に口の外に出すにはブラッシング後の洗口、『クチュクチュ』すすぎがとても大切です。せっかくブラッシングをしても、落としたプラークが口の中に残っていたら、これを核としてまたすぐ細菌が歯面にプラークとなってついてしまうからです。

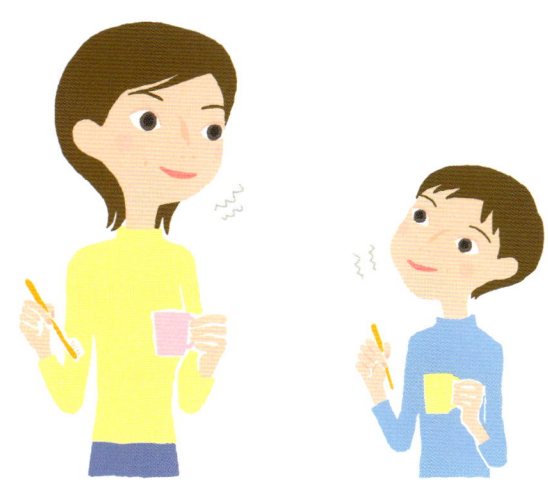

　両親がただ水を口に入れて出すだけで強い洗口をしていないと、子供さんもしていません。親子は後に述べる食生活をはじめ生活環境が同じなので、親子ともに歯周病になってしまうケースも多く、そのため歯周病が遺伝と間違われてしまうことがあります。

ブラッシングにはマッサージ効果もあります

　ブラッシングには、歯肉の部分に歯ブラシで適当な圧力を加えるマッサージ効果もあります。歯肉のマッサージによって、足腰のマッサージと同じように、血液の循環をよくする効果が得られるのはもちろんのこと、硬い食べ物、硬い歯ブラシなどの外からの刺激にも強くなります。

歯ブラシ選びのポイント

　歯ブラシの種類は数え切れないほど多くのものが市販されていますが、特殊な形をした歯ブラシより、ごく一般的な歯ブラシが良いと思います。

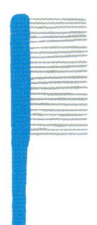

＊柄はストレート
＊毛束はストレートカット
＊普通の硬さのナイロン毛

ということになります。

口の大きさに合った歯ブラシを使いましょう

　市販の歯ブラシも近頃は以前より小さくなりましたが、一般的にはまだ大きめのものが多く、適していません。口の大きさに合った歯ブラシを使うためには、下あごの前歯の内側に歯ブラシをあてて、きれいに楽に入るまでラジオペンチなどを使って毛を抜いて下さい。これがあなたにとって一番良い大きさとなります。

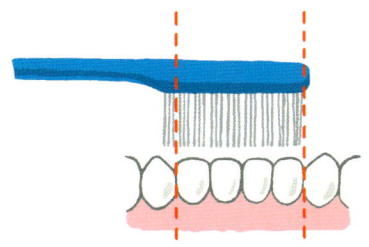 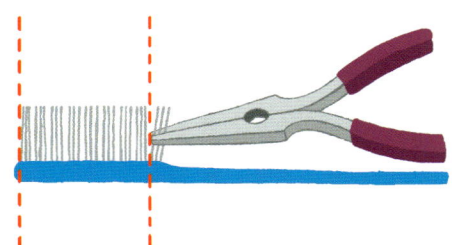

効果的なブラッシングについて

電動歯ブラシより、手用歯ブラシの使用をお勧めします

　電動歯ブラシはモーターを内蔵しているため、手用歯ブラシに比べ全体的に大きく、目的部位に歯ブラシが当たらないため、完全にプラークを取り除くことが難しいとされていました。しかし近年、種々な形態、機能を持った製品が開発され、上手に使えば手用歯ブラシに比べ短時間で簡単にプラークを除去できるようになりました。

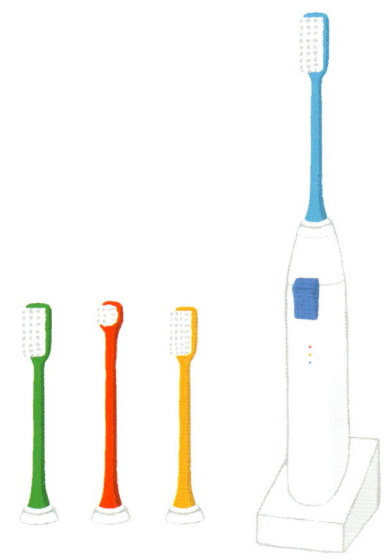

　従来、電動歯ブラシは、どんなに手先の不器用な人でもある程度のプラークを取り除くことができるため、障害者や手用歯ブラシの使い方が下手な人などに使用されてきました。

　しかし、手用歯ブラシを上手に使うことができれば、動きが自動的に制約される電動歯ブラシよりもきれいにプラークを取り除くことができます。私は、電動歯ブラシよりも、自分の手で自分の歯並びを考えながら工夫して行う手用歯ブラシをまずお勧めします。

「歯磨き」ではなく「ブラッシング」という意識で

　患者さん自身が行うプラークコントロールのうち、最も大きな部分を占めているのはブラッシング、いわゆる歯磨きです。

　「歯磨き」という言葉からは、ナベ、カマを磨くと同じように腕を大きく使って、大きなストロークで力強く汚れを取る運動が想像されます。しかしこのような運動では、歯と歯の間に歯ブラシの毛先が入らず歯の汚れが取れないだけではなく、歯の根が削り取られて、かえって汚れがつきやすくなります。歯肉にとっても決して良くありません。

　そこでこれからは「歯磨き」という言葉は使わずに「ブラッシング」という言葉で表現します。

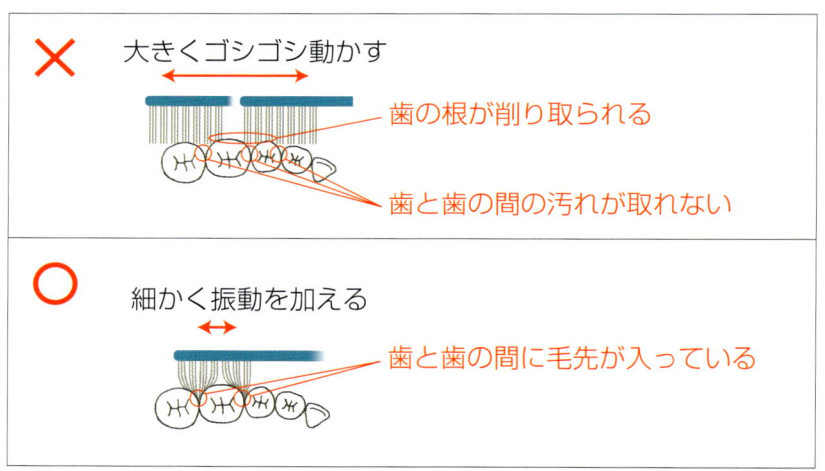

歯ブラシは強く握らないようにしましょう

　持ち方は、一般的には「ペングリップ」か「パームグリップ」がよいとされていますが、この方法ですとどうしても歯ブラシを強く握ってしまうため運動が大きくなり、上に述べた「歯磨き」になってしまいます。そこで私は、テコを応用した歯ブラシを支えるやり方をお勧めしています。

　この方法については、右ページで詳しくご紹介します。

てこを応用した持ち方

　歯ブラシを歯にあてて、柄の部分を握らずに、2点で軽く支えるようにします。手や指の、どの部分を使っても結構です。下の図を参考に、実際に歯ブラシを使ってご自分の持ちやすいやり方を試してみて下さい。

　この持ち方は、歯ブラシがゴシゴシと大きく動くことがないため、歯に細かく振動を与えてプラークを取り除くブラッシングにとても適しています。

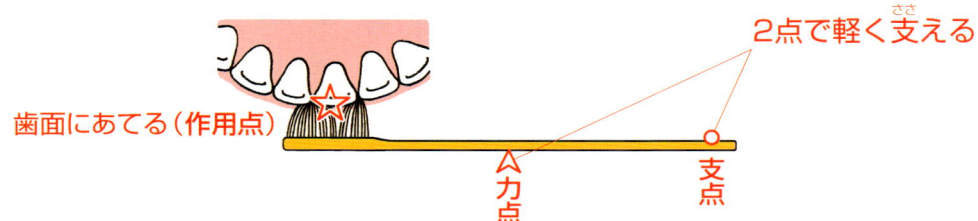

持ち方の例

握らずに軽く支えるようにしてみましょう。2点で支えただけでは歯ブラシが落ちてしまいますから、実際に歯の面にあてて練習しましょう。

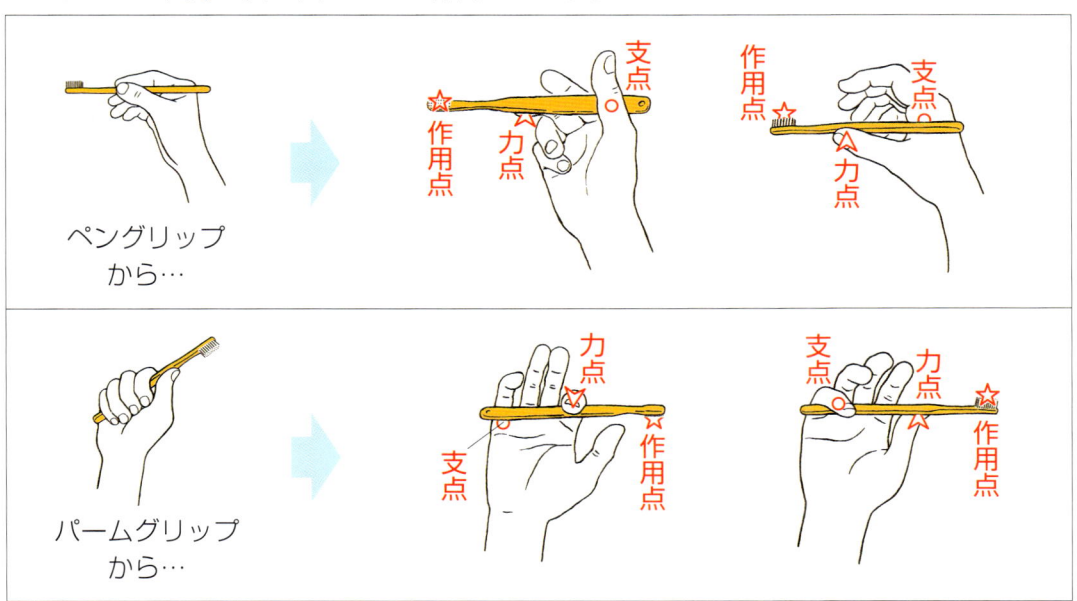

これらの絵と全く同じ持ち方にする必要はありません。重要なのは、歯ブラシを握らないで支えるようにすることです。ご自分に合った持ち方を工夫してみましょう。

ブラッシングの方法

ブラッシング法には、歯ブラシの毛先を使う方法とわき腹を使う方法とがあります。毛先を使うブラッシング法は、歯の表面からプラークを取り除くことが目的です。それに対し、わき腹を使うブラッシング法は、歯肉のマッサージとプラークの除去という両面を持っています。

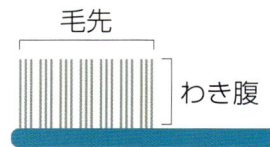

どんな方法を用いるにしろ、清掃効果が高く、簡単で、歯や歯肉を傷める可能性の少ないものが良いと思います。そこで私は、歯ブラシの毛先を使う「スクラッビング法」か「フォーンズ法」をお勧めしています。

毛先を使う方法

スクラッビング法

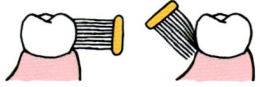

歯ブラシの毛先を、歯面に対し、歯の外側（頬側）はほぼ直角に、歯の内側（舌側）は斜めにあてます。

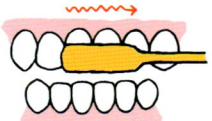

歯ブラシの毛先を動かさないようにしながら、歯1本づつをていねいに圧迫、振動してプラークを取り除きます。

フォーンズ法

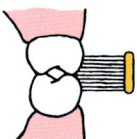

上下の歯をかみ合わせ、上下の歯が平面になるように下あごを移動し、歯面に対し歯ブラシを直角にあてます。

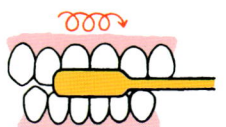

円を描くように動かします。歯の表面の汚れ、特に着色を取るのに効果的な方法で、子供でも上手にできる簡単な方法です。手首を回して動かすと、ブラシの毛先が歯と歯の間に入らず出っぱった所しか当たらないので十分に汚れが取れません。手首を使わずヒジのところで円を描くように心掛ければ、毛先が歯と歯の間に入り効果が出ます。

効果的なブラッシングについて

わき腹を使う方法

ローリング法

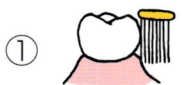 ① 歯肉と歯に、歯ブラシのわき腹をあてます。

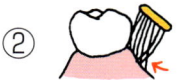 ② 歯ブラシの柄を軸にして押さえたまま、毛先を歯と歯肉の境目に移動させます。

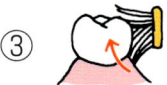 ③ 毛先を歯肉から歯冠方向に回転、移動させます。

①、②、③の3つの運動から成り立っています。一時期は最も良い方法とされていましたが技術的にとても難しく、自習でマスターすることは難しい方法です。

スティルマン改良法

上記のローリング法の②と③の間に右の運動が加わります。

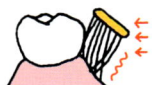 歯ブラシのわき腹を歯肉にあてたまま、2〜3秒間強く押しあてて振動させます。

ローリング法よりもさらに難しい方法で、自習でマスターすることは困難です。

かみ合わせ面のブラッシング

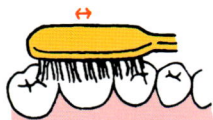 どの方法も共通です。
歯ブラシの毛先をあてて前後に細かく振動を加えましょう。

歯科医院で専門家の指導を受けましょう

どの方法が適しているかは、患者さんの歯肉の状態や歯並びなどによって異なります。自習で正しい方法を身につけることは大変困難です。歯科医院で、お口の状態に合ったブラッシング方法を習うことを強くお勧めします。

補助的清掃用具について

歯ブラシのみでプラークを100%取り除くのはとても難しいことです。健康的な歯肉の持ち主は、歯と歯の間もすき間なくしっかりうまっていますが、歯周病が進行していくと歯根が露出して、歯と歯のすき間があきプラークのついている面積が多くなり、さらにプラークコントロールは困難になります。

デンタルフロス

デンタルフロスは、歯と歯の間の歯面からプラークを取り除くのに適しています。健康な人でも、歯並びが悪い人にはデンタルフロスがとても効果があります。

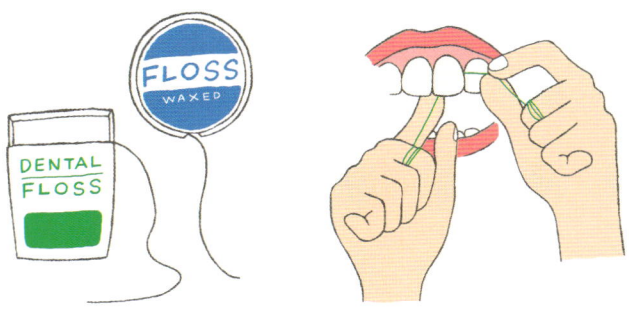

歯間ブラシ

歯と歯のすき間があいた人には歯間ブラシが良いでしょう。ビン洗いと同じように、すき間の大きさによってブラシの太さを決める必要があります。大きくあいたすき間に小さな歯間ブラシを使用しても全く意味のないことです。

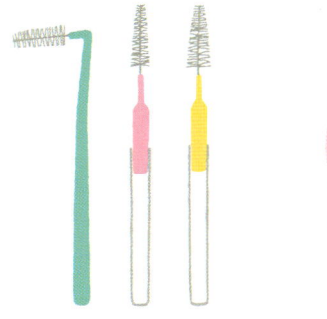 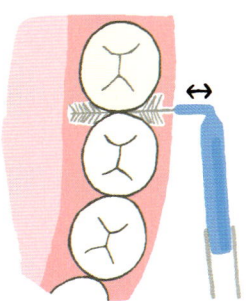

効果的なブラッシングについて

その他の清掃用具

トゥースピック（小楊枝）、ラバーチップ、インタスペースブラシなどがありますが、使用法が難しく、専門家に直接指導を受ける必要があります。

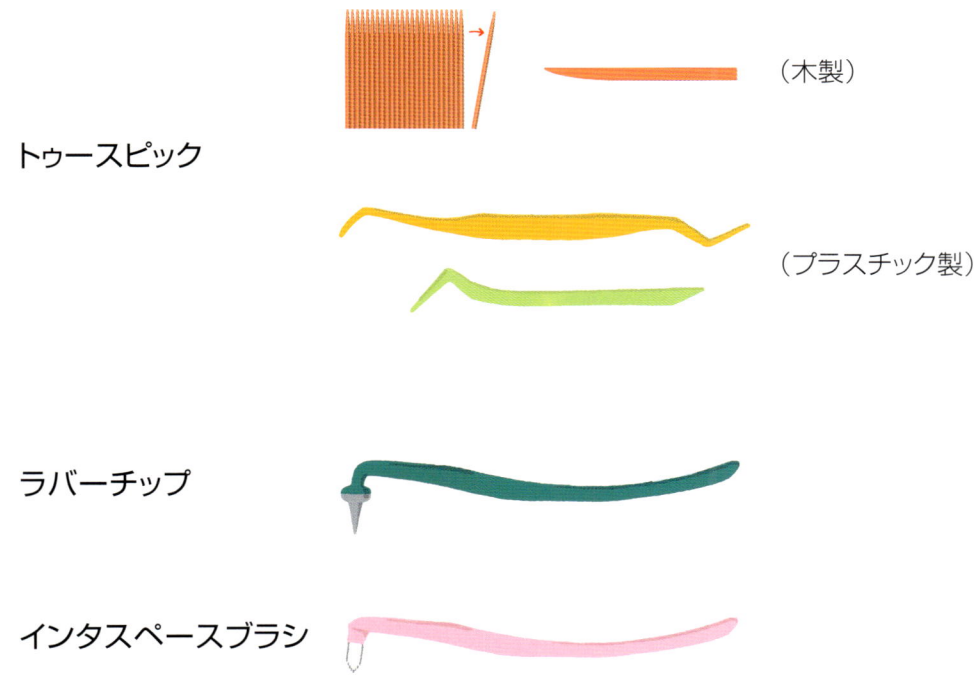

これらいずれの道具も、ブラッシング後、どうしても歯ブラシではプラークを取り除けない時に使用するもので、あくまでも主体はブラッシングです。また、誤った使い方はかえって歯肉に害を与えます。歯科医院で指導やトレーニングを受け、正しく効果的な方法を身につけることをお勧めします。

食生活にも気をつけましょう

規則正しく、バランスの良い食事を心掛けましょう

　どんなに健康な人でも、からだが疲れたりかぜ気味のときには、歯がういたりかみ合わせがおかしかったりすることがあります。このようなことが起こらないようにするには、普段から、規則正しく栄養バランスのよい食事を心掛けなくてはなりません。

歯につきやすい食べ物に気をつけましょう

　現代の食べ物は粘着性があり、食片の粒も小さく歯にからみつくことが多々あります。歯についた食べかすはプラークの栄養となってしまいますから、食べた後ブラッシングで取り除くようにしましょう。

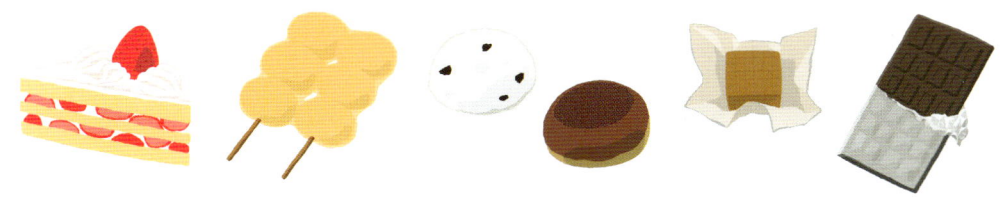

歯の自浄作用を生かしましょう

　歯には自浄作用といって、みずから歯を清掃する働きがあります。この働きは食べ物の種類によって違ってきます。

　りんご、なし、柿などの果物、人参、きゅうり、セロリなどの野菜は歯の汚れをとってくれる働きが大きいので、細かく切って食べるのではなく大きなままで食べることが、この働きを最大限に生かすことになります。

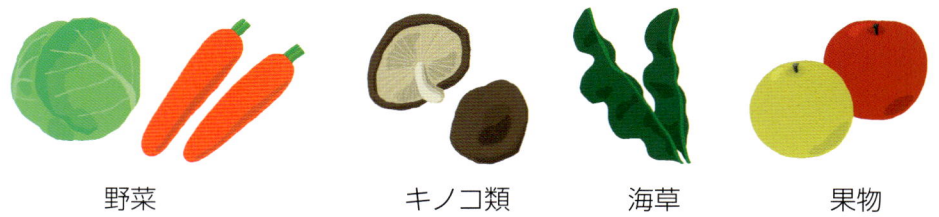

野菜　　　キノコ類　　　海草　　　果物

食生活にも気をつけましょう

歯や歯肉に刺激を与えましょう

　スルメや昆布などの硬い食べ物は、歯に汚れが付きづらいだけでなく、十分にかむことによって、歯に適当な圧力を加えます。そして歯を支えている歯根膜や歯肉の血行を良くし、歯肉のマッサージもしてくれます。

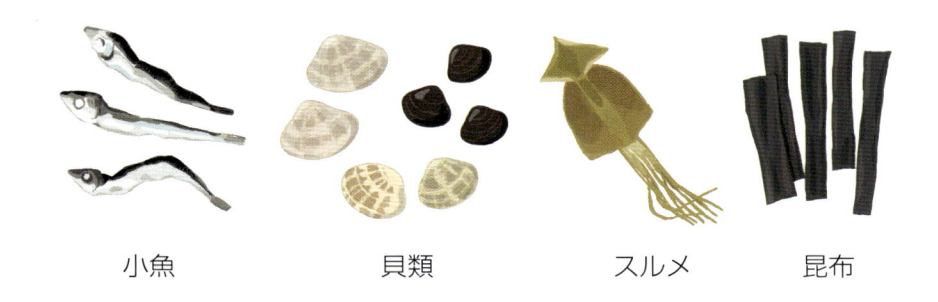

小魚　　　　　貝類　　　　　スルメ　　　　昆布

食べる順序も考えてみましょう

　例えばチョコレートとりんごを食べる場合、チョコレートを食べた後にりんごを食べれば、チョコレートが歯に与える悪い影響は少なくなります。繊維性の食べ物であるりんごには、歯の自浄作用を助けて歯の汚れを取ってくれる働きがあるからです。

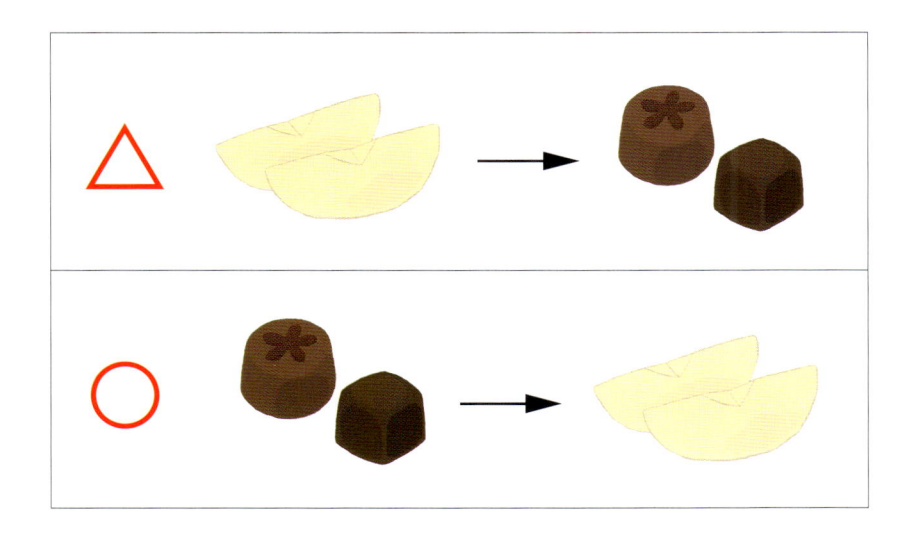

歯科医院で定期的に検診を受けましょう

　歯は、複雑な凹凸面で成り立っていますから、歯面に付着しているプラークを直線の歯ブラシで完全に取り除くのは無理なことです。

　さいわい人には細菌に対する抵抗力がありますから、70％〜80％以上プラークが取り除かれていれば、なかなか発病はしません。しかし、20％〜30％の取り残しが何ヶ月、何年も放置されつみ重なれば発病することになります。

　また、プラークを放置するとできる歯石は、本人がどんなに努力しても取り除くことはできません。歯肉の上に見えている歯石や、歯肉の下（歯周ポケット）の見えないところにできている歯石を全て取り除き、管理することが必要です。

　最低でも半年に一度は歯科医院でクリーニングと定期検診を受け、歯周病の予防に努めましょう。

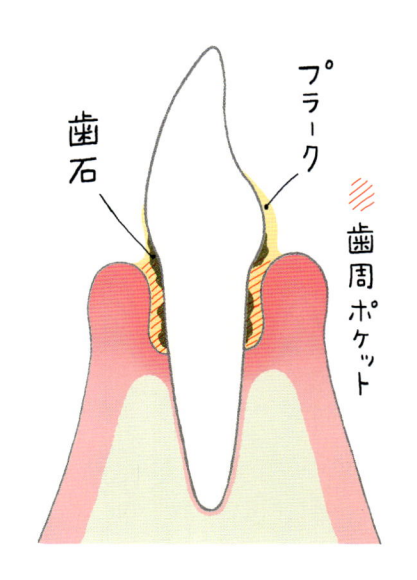

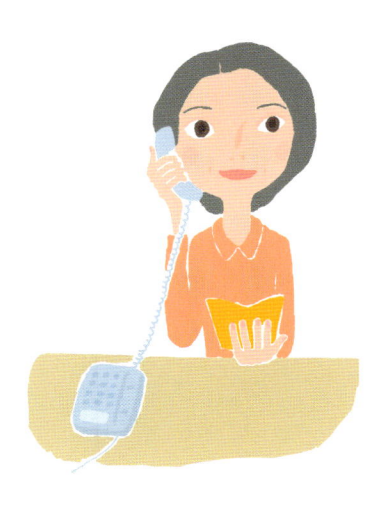

第4章　歯周病の治療

プラークコントロールが治療の基本です

原因であるプラークを取り除くことがまず第一です

　歯周病の原因がプラーク（歯垢）であることがはっきりした現在、プラークコントロールの方法を教えないで進める治療は考えられなくなりました。

　歯肉炎のように、歯周病のなかでも軽症の人は、歯の表面に付いたプラークをきれいに取り除く（スケーリング）だけで、あとは本人の努力次第で治ります。本人の努力とはブラッシングを真面目に正しく続けることです。

　しかし、目に見えない歯肉の下に歯石がある場合は、これらを専門家が徹底的に除去（ルートプレーニング）しないと治りません。

プラークコントロール　　　ルートプレーニング

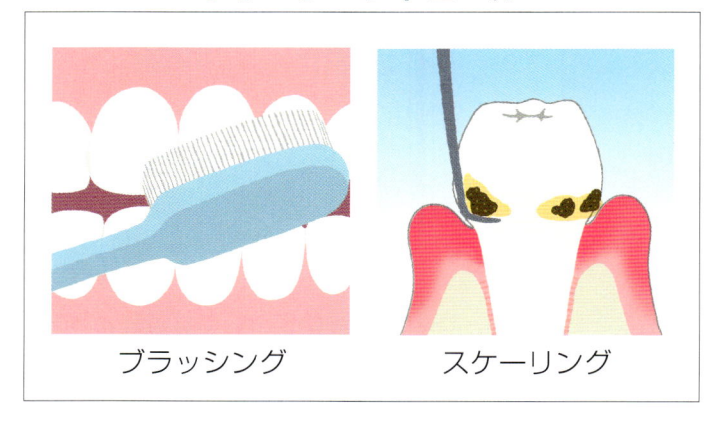

ブラッシング　　スケーリング

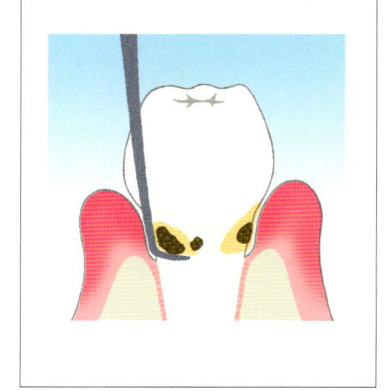

重症でなければ、手術の必要はありません

　プラークや歯石を除去すると同時に、かみあわせの悪さや歯ぎしりなどの悪習慣を改善していくと、歯周ポケットは徐々に浅くなり健康な状態に変わっていきます。もちろん、本人のプラークコントロールの上手、下手が治癒に大きく関係します。

　このようにしても歯周ポケットが深く炎症が消えないで残っている人が、手術の対象となります。ですから、手術をしなくてはならない人は重症者に限定されると考えてよいでしょう。

手術方法の改良も進んでいます

歯肉を大きく切り取らない方法が主流になっています

　手術には、大きく分けると二通りの方法があります。歯周ポケットを完全に切り取る「歯肉切除手術」と、炎症のある歯肉の歯周ポケット側だけを切り取る「フラップオペレーション」です。最近は、治った後の歯の露出度が少なくて見た目も良い「フラップオペレーション」が主流となっています。

歯肉切除手術

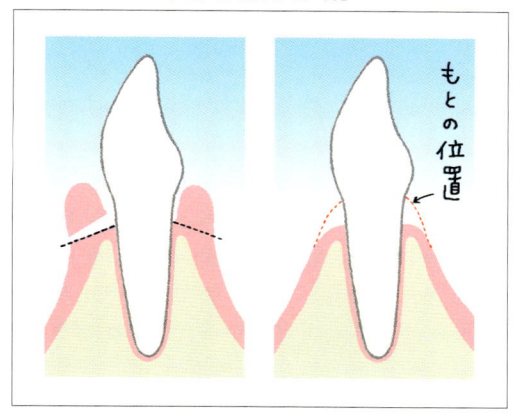

悪い部分を完全に取り除ける確実な方法ですが、急に歯の根が露出するため、歯が長くなって見た目が悪く、また、冷たいものがしみたりするので近年はあまり適用されていません。ただ、症例によりこの方法が選択される場合もあります。

フラップオペレーション

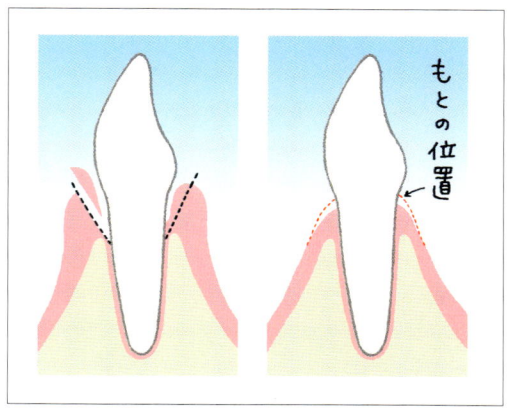

炎症のある歯肉の歯周ポケット側を切り取り、歯肉を歯の表面から一たんはがし、歯の表面についている歯石、歯垢を取り除き、ときにはかたちの悪い歯槽骨をきれいに整えたのち、再び歯の表面に歯肉を戻して歯とくっつける方法です。

心配な点は、担当医に質問、相談しましょう

　手術というと、チョットこわい気がしますが、歯を抜く時と同じようなものです。手術範囲は少々広くなりますが、特別な場合を除いて、入院などの必要はありません。

　手術は通常口の中を6分割（片側3分割）して行うので、手術当日でもほとんどの人は食事もできます。不安な点については、担当医に質問、相談することをおすすめします。

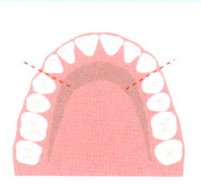

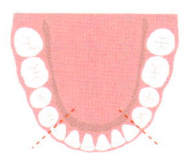

早期発見、早期治療に努めましょう

　歯周病は、早い段階でプラークや歯石を完全に取り除き、正しい方法でブラッシングを根気よく行えば、きれいに治ります。

　しかし、5年10年と放置して重症になってからでは治療も難しく時間がかかりますし、歯を失う確率も高くなります。また、治った後の見た目もよくありません。定期的に歯科医院で検診を受け、早期発見、早期治療に努めましょう。

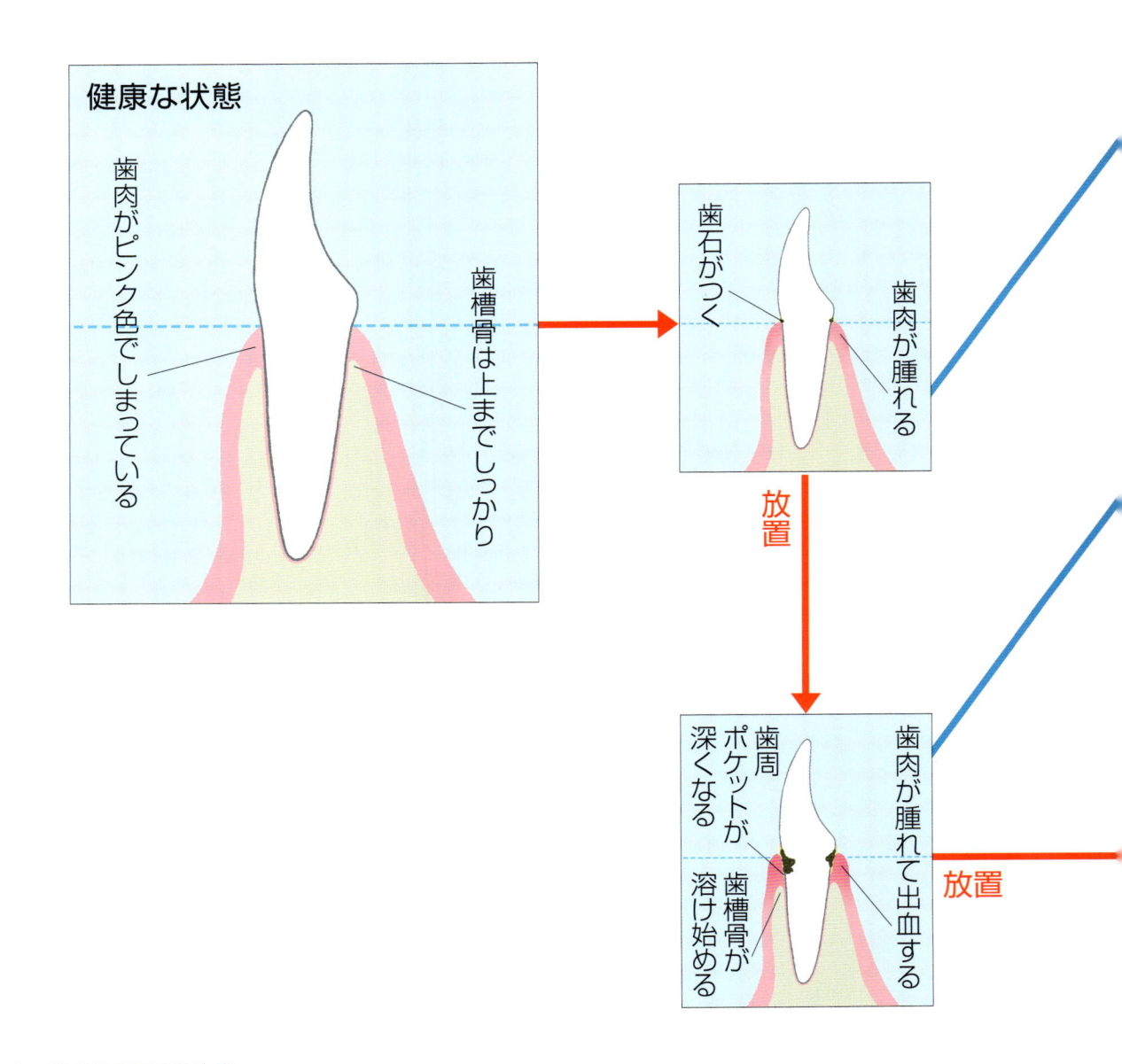

健康な状態
- 歯肉がピンク色でしまっている
- 歯槽骨は上までしっかり

↓ 放置

- 歯石がつく
- 歯肉が腫れる

↓ 放置

- 歯周ポケットが深くなる
- 歯槽骨が溶け始める
- 歯肉が腫れて出血する

↓ 放置

早期発見、早期治療に努めましょう

治療・ブラッシング

① スケーリング → 根気よく正しくブラッシングをする

① スケーリング ② ルートプレーニング → 根気よく正しくブラッシングをする

① スケーリング ② ルートプレーニング ③ 手術 → 根気よく正しくブラッシングをする

結　果

もとの健康な状態に戻る

歯が少し長くなったように見える

治療の開始が遅れるほど歯の根が長く露出する

膿が出る／歯がしみる／歯肉が赤紫色に腫れる／歯槽骨がさらに溶ける

放置 →

歯がグラグラと動き抜歯せざるを得なくなる／歯槽骨が歯を支える力を失う

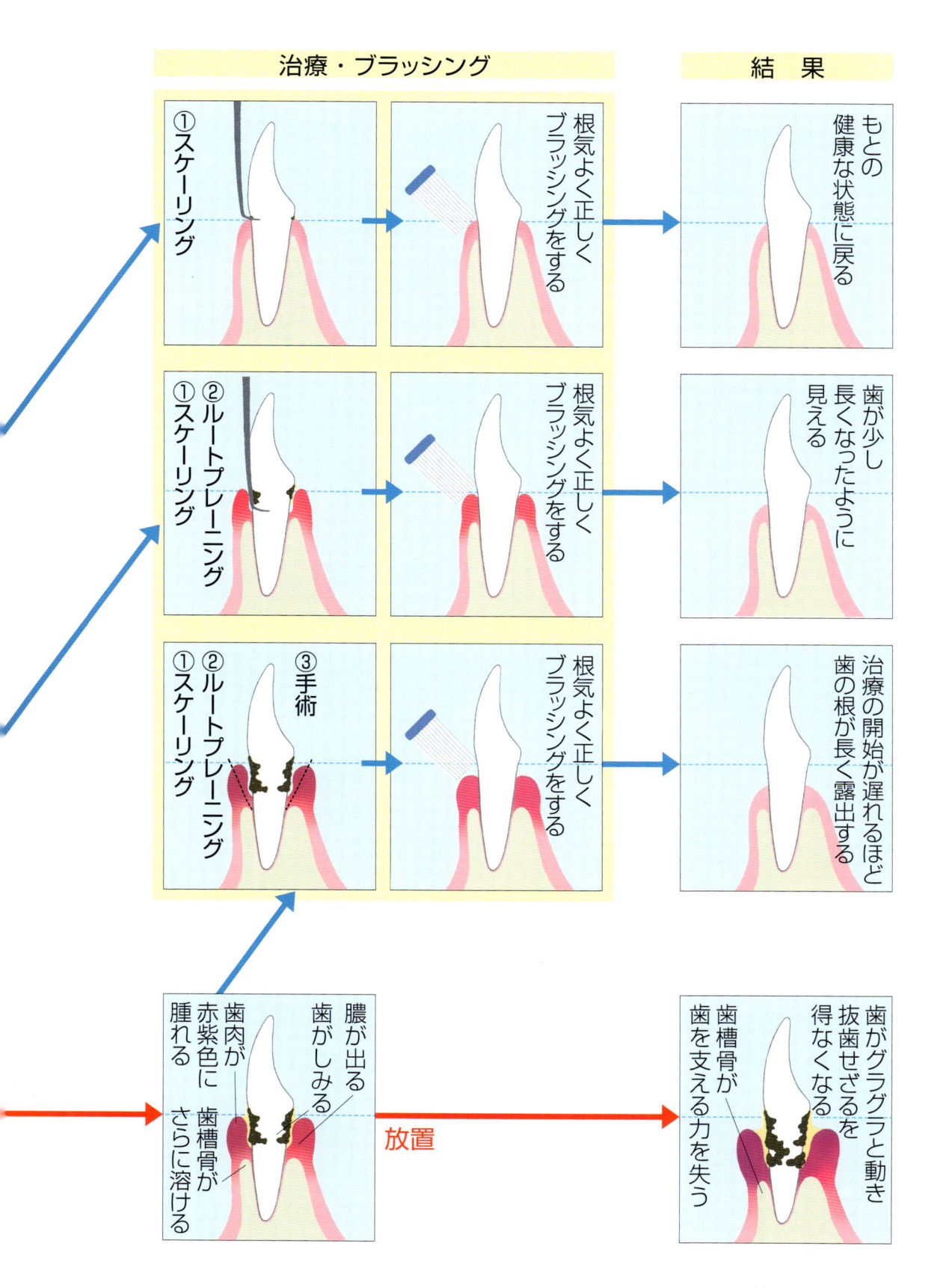

第4章 歯周病の治療　41

歯周病はここまで治ります

　ひとくちに歯周病といっても、よく観察するといろいろな症状をしており、全く同じ物は一つもありません。食生活、喫煙などの生活習慣や、糖尿病などの全身的疾患、加齢、ストレス、遺伝など、全ての要素が個体差となって現れるためです。ですから、予防や治療の観点からは、読者の皆様に個々の症状についてくどくどご説明してもあまり意味がありません。

　ここでは、実際に治った患者さんの口の中の写真をお見せします。どのような症状であれ、治療をし、本人がブラッシングなどの努力をすればこんなにきれいになるものと思ってください。

軽症　スケーリング+ブラッシング

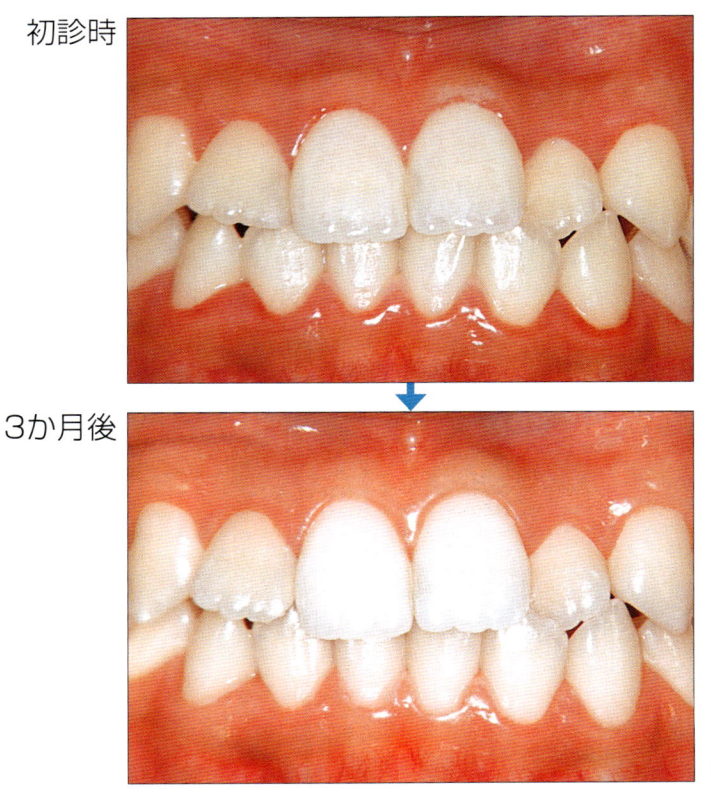

初診時

3か月後

（10代女性）

※年齢は初診時（以下同）

歯周病はここまで治ります

軽症　スケーリング+ブラッシング

初診時　　　　　6か月後

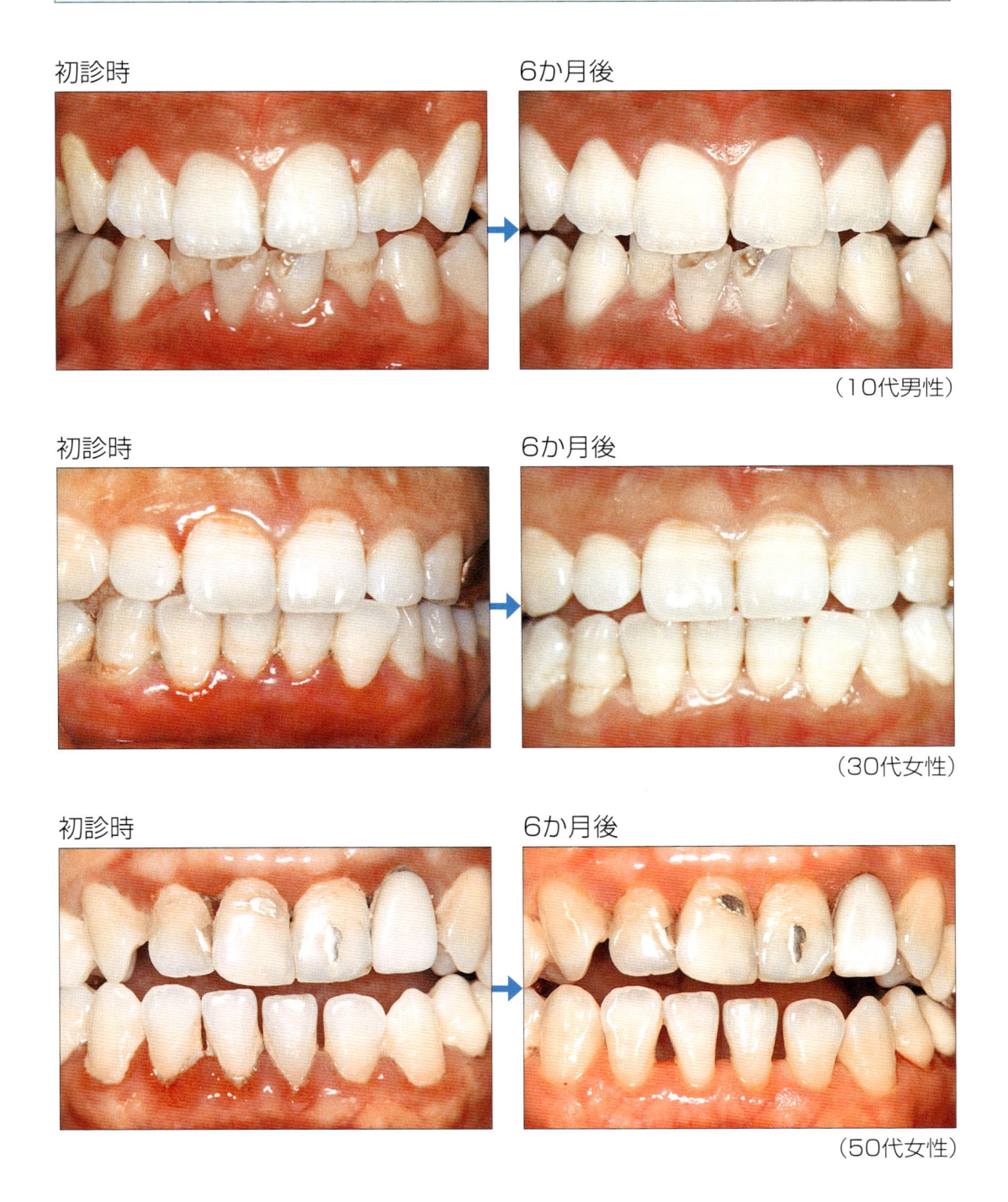

（10代男性）

初診時　　　　　6か月後

（30代女性）

初診時　　　　　6か月後

（50代女性）

第4章 歯周病の治療

軽症〜中等症（長期観察例）　スケーリング+ルートプレーニング+ブラッシング

初診時

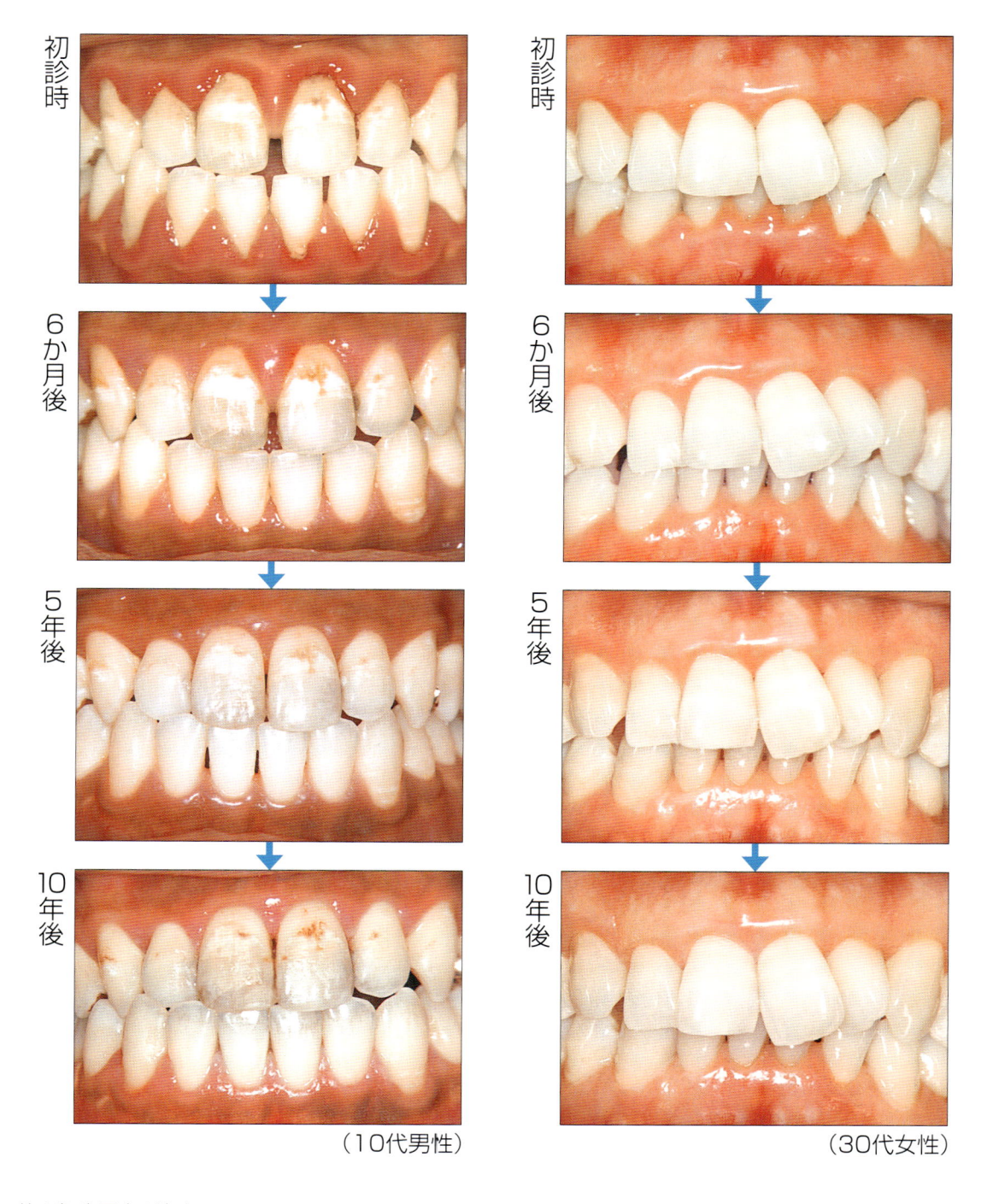

6か月後

5年後

10年後

（10代男性）

（30代女性）

歯周病はここまで治ります

| 重症（長期観察例） スケーリング＋ルートプレーニング＋手術＋ブラッシング |

初診時

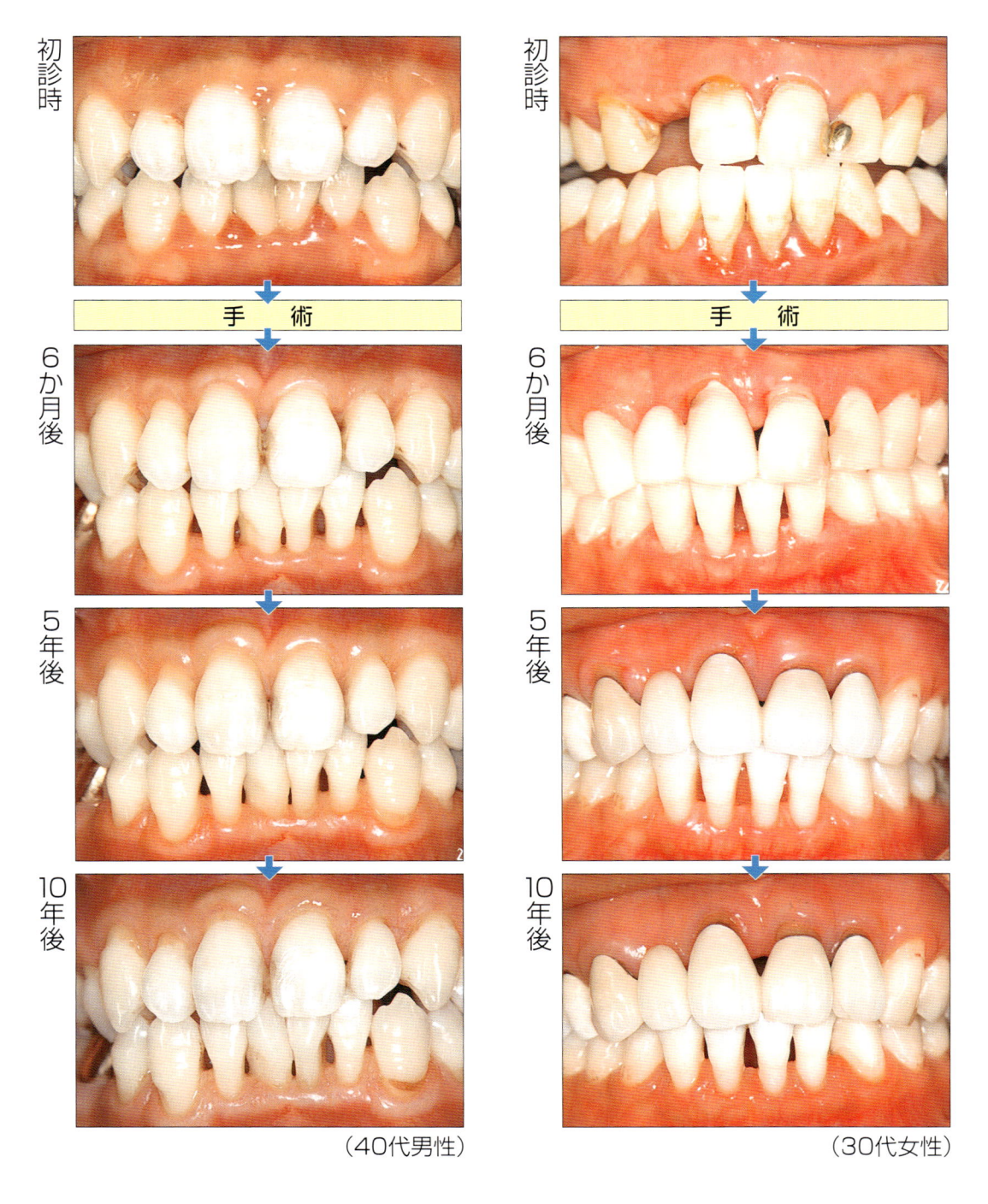

↓
手　術
↓

6か月後

↓

5年後

↓

10年後

（40代男性）　　　　（30代女性）

第4章 歯周病の治療　45

重症（長期観察例）　スケーリング＋ルートプレーニング＋手術（奥歯）＋ブラッシング

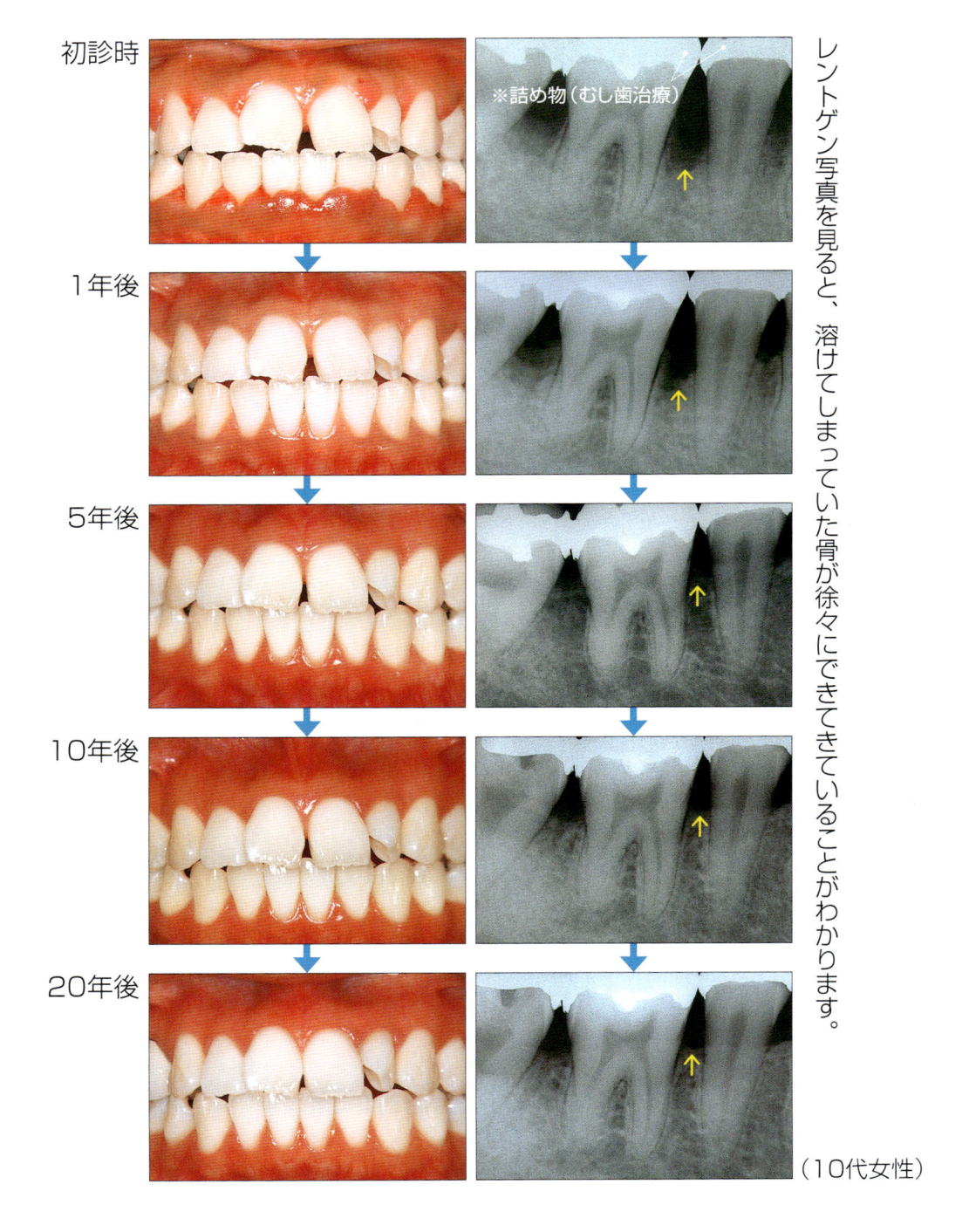

初診時

※詰め物（むし歯治療）

1年後

5年後

10年後

20年後

レントゲン写真を見ると、溶けてしまっていた骨が徐々にできてきていることがわかります。

（10代女性）

あとがき

　日本は世界でも有数の長寿国です。定年後も10年、20年と長期間人生をエンジョイしなければなりません。そのためには、若い時と同じように歯がしっかりとしていて何でも食べられる状況が必要です。

　歯を失う原因として恐れられてきた歯周病も、トシをとれば誰もが避けられない老化現象ではなく、プラークによっておきる病気の一つであることはよくおわかりいただけたと思います。昔と違って原因がはっきりしていますから、予防も可能です。まず、毎日の丁寧なブラッシング、そして、汚れが歯に付着しないように工夫した食生活、これらに加えて、少なくとも半年に一度は歯科医院で定期検診を受けましょう。日頃から自分の歯や歯肉の状態に関心を持って、口の中の健康を保つよう心がけることが大切です。

　歯が抜かれる原因の9割以上が歯周病とむし歯です。両者とも、細菌の種類は違いますがプラークが歯面に付着するところから始まります。そのプラークを取り除く最良の方法は、今のところブラッシングしかありません。本書にもブラッシング方法を記載しましたが、正しいブラッシングを自己流で習得することは困難です。歯科医院で専門家（歯科医師、歯科衛生士）から直接、あなたに合ったブラッシング方法を習われることを希望して終わりとします。

監修

櫻井　善忠
　歯学博士
　太陽歯科衛生士専門学校校長
　全国歯科衛生士教育協議会会長
　国際歯科学士会日本部会副会長

著者

青木　栄夫
　歯学博士
　デンタルクリニック青木院長
　東京歯科大学講師
　日本歯周病学会認定医

楽しく長生きするための
歯周病攻略読本
──むし歯より恐い無痛疾患──

定価（本体3,200円＋税）

平成17年3月25日発行　第1版第1刷

著　者　青　木　栄　夫
発行者　百　瀬　卓　雄
印刷所　株　式　会　社　七　映

発行　わかば出版株式会社

デンタルブックセンター
発売　株式会社 シエン社

〒112-0004
東京都文京区後楽1−1−10
TEL 東京(03)3816−7818
FAX 東京(03)3818−0837

レイアウト・イラスト／池田　暁子